MEISTER DER HEILKUNDE

HERAUSGEGEBEN VON
PROFESSOR DR. MAX NEUBURGER

BAND 5
MARTIN KIRCHNER/ROBERT KOCH

WIEN UND BERLIN
VERLAG JULIUS SPRINGER
1924

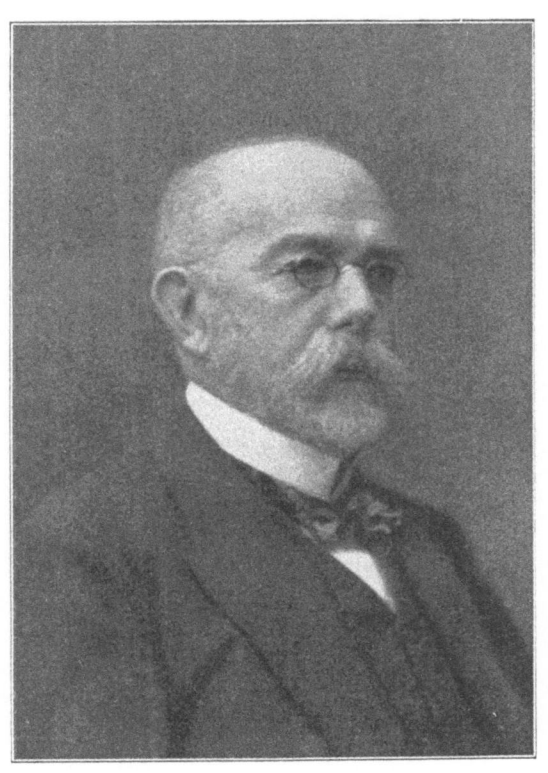

ROBERT KOCH

VON

PROF. DR. MARTIN KIRCHNER

WIRKL. GEH. OBERMEDIZINALRAT, MINISTERIALDIREKTOR a. D., OBERGENERAL-
ARZT d. R. a. D., MITGLIED DES REICHS- UND DES PREUSSISCHEN LANDES-
GESUNDHEITSRATES SOWIE DES VORSTANDS DER ROBERT KOCH-STIFTUNG,
ORDENTL. EHRENMITGLIED DES INSTITUTS FÜR INFEKTIONSKRANKHEITEN
„ROBERT KOCH".

MIT EINEM BILDNIS ROBERT KOCHS

WIEN UND BERLIN
VERLAG JULIUS SPRINGER
1924

ALLE RECHTE, INSBESONDERE DAS DER ÜBERSETZUNG
IN FREMDE SPRACHEN, VORBEHALTEN.

Softcover reprint of the hardcover 1st edition 1924

ISBN 978-3-7091-5211-9 ISBN 978-3-7091-5359-8 (eBook)
DOI 10.1007/978-3-7091-5359-8

VORWORT

Robert Koch verdient wie wenige zu den Meistern der Heilkunde gezählt zu werden. Er wies ihr völlig neue Wege und war einer der größten Ärzte aller Zeiten. Er erschloß mit Hilfe genialer Untersuchungsverfahren die Welt der kleinsten Lebewesen unserem Verständnis. Er löste die seit Henle die Welt bewegende Frage des Contagium animatum. Er war ein Pfadfinder auf dem Gebiete der Seuchenbekämpfung und entkleidete die großen Volkskrankheiten ihrer Schrecken. Er lehrte die erfolgreiche Bekämpfung der Tropenkrankheiten und machte dadurch den schwarzen Erdteil erst besiedelungsfähig. Er befruchtete vom Standpunkte der Bakterienkunde die gesamte wissenschaftliche Hygiene. Seine Lehre veranlaßte eine völlige Umgestaltung der medizinischen Wissenschaft und war von unermeßlichem Wert für das Lebensglück der Menschheit. Sie wird ihn bis in die fernste Zukunft zu ihren größten Wohltätern zählen.

Als Assistent am Hygienischen Institut in Berlin gehörte ich mehrere Jahre zu Kochs Mitarbeitern. Dann hatte ich längere Zeit hindurch als Leiter einer militärischen Untersuchungsstelle in Hannover Gelegenheit, in seinem Sinne zu wirken. Nach meiner Berufung nach Berlin trat ich dem großen Forscher besonders nahe und bekam als Vortragender Rat und Ministerialdirektor im preußischen Ministerium reiche Gelegenheit, seinen Lehren in Staat, Reich und Heer zum Durchbruch verhelfen und ihm selbst die Wege ebnen zu können. Bis zu seinem Tode schenkte er mir sein freundschaftliches Vertrauen. Sein Leben beschreiben zu dürfen, gereicht mir daher zu lebhafter Genugtuung. Bei dem leider nur bescheidenen zur Verfügung stehenden Raum wird dieses Lebensbild dem großen Forscher kaum gerecht. Trotzdem werden ihn diejenigen, die ihn persönlich gekannt haben, wie ich hoffe, darin wiedererkennen.

An S c h r i f t e n standen mir folgende zur Verfügung:

1. Handschriftliche Aufzeichnungen von Kochs Bruder H u g o K o c h über seine Vorfahren und Geschwister, die Kochs Werdegang liebevoll schildern und mehrfach von Kochs Tochter, G e r t r u d P f u h l, ergänzt sind.

2. P f u h l, Robert Kochs Entwicklung zum bahnbrechenden Forscher. „Deutsche Revue", Juni 1912.

3. P f u h l E., Privatbriefe von Robert Koch. „Deutsche Revue", August 1911.

4. M ü l l e r O., Robert Koch. Illustrierte Heldenbibliothek, Heft 34, Verlagsanstalt Dr. Ed. Rose, Neurode-Berlin.

5. S c h w a l b e J., Gesammelte Werke von Robert Koch. Unter Mitwirkung von G. G a f f k y und E. P f u h l herausgegeben. Leipzig 1912. G. Thieme.

6. W e z e l K., Robert Koch. Berlin 1912. August Hirschwald.

Es ist mir ein Bedürfnis, im Namen von Kochs Schülern und Verehrern Herrn S c h w a l b e für die mit größtem Fleiß und in pietätvoller Gesinnung gegen den großen Gelehrten veranstaltete Sammlung seiner Werke den aufrichtigsten Dank auch an dieser Stelle auszusprechen.

B e r l i n, den 15. September 1923.

MARTIN KIRCHNER.

I. Jugend, Lehr- und Wanderjahre.

Robert Hermann Heinrich Koch wurde am 11. Dezember 1843 in Clausthal, der höchstgelegenen der sieben Oberharzstädte, als drittes von dreizehn Geschwistern geboren. Urgroßvater, Großvater und Vater waren angesehene Bergbeamte in Clausthal. Sein Vater Hermann Koch, ein kräftiger, breitschultriger Mann von mehr als Mittelgröße, stieg allmählich vom Bergmann zum Oberbergrat und Oberleiter des Oberharzer Berg- und Hüttenwesens empor, nachdem er in jüngeren Jahren längere Zeit in Südfrankreich tätig gewesen war und auf vielfachen Reisen in England, Norwegen und Italien seinen Gesichtskreis erweitert hatte. Er und seine Gattin Mathilde, geborene Biewend, waren geistig hochstehende, gesellige Menschen von mildem Charakter. Der Vater war ein rastlos tätiger, pflichttreuer Beamter von sicherem Urteil und klarem Ausdruck in Wort und Schrift, ein eifriger Raucher; in seinen Mußestunden war er bemüht, die Kinder in die Wunder der Natur einzuführen. Die Mutter war klein, von zartem Körperbau und hatte infolge eines Falles in ihrer Jugend einen steifen rechten Arm. Trotzdem war sie unermüdlich tätig, leitete den Hausstand umsichtig und sparsam und pflanzte edle Keime in die Gemüter der Kinder. Diese durften ungebunden heranwachsen, waren viel auf sich selbst angewiesen und schliffen einander ab. Die Mutter starb im März 1871. Der Vater konnte Robert noch als Physikus in Wollstein besuchen und starb 1877.

Robert erbte vom Vater die Liebe zur Natur und eine fast unüberwindliche Reiselust, von der Mutter den emsigen Fleiß und das sinnige Gemüt. Er war frühgeweckt und überraschte als fünfjähriger Knabe seinen Vater damit, daß er ohne Anleitung aus der Zeitung lesen gelernt hatte. Mit sieben Jahren kam er auf das Gymnasium seiner Vaterstadt. Er war ein fleißiger Schüler; in seinen Mußestunden beschäftigte er sich mit Vorliebe mit Moosen und Flechten, die er mit der Lupe untersuchte und sammelte. Er bestimmte auf Wanderungen durch Berg und Tal Insekten, Pflanzen und Steine, zergliederte größere Tiere, präparierte ihre Skelette, stopfte ihre Felle aus und zeigte überhaupt eine wachsende Neigung für die Naturwissenschaften, die auch seinen Lehrern auffiel. Den alten Sprachen gewann er nur wenig Geschmack ab. Im Abiturientenexamen, das er zu Ostern 1862 bestand, erhielt er in Mathematik, Naturwissenschaften, Geschichte, Geographie und Englisch „sehr gut". In seinem Abiturientenzeugnis vom 18. März 1862 gab Direktor E l s t e r über seine Veranlagung folgendes Gutachten ab:

„Robert Koch hat erklärt, Philologie studieren zu wollen, während es bisher schien, als würde er sich dem Studium der Medizin oder der Mathematik oder der Naturwissenschaften widmen. Er hat eine Anlage, die ihm als Gymnasiallehrer allerdings zustatten kommen würde, die des mündlichen Vortrages, den ein sehr treues Gedächtnis unterstützt; wenigstens konnte man einzelne Leistungen dieser Art ‚sehr gut' nennen, die Vorbereitung zum philologischen Fache könnte man etwas vollständiger wünschen. Es wird nun darauf ankommen, ob Koch seine Kraft konzentriert und konsequent auf das vorgesteckte Ziel richtet; die Fähigkeit läßt sich nicht leugnen".

Seine beim Abiturium geäußerte Absicht, Philologie zu studieren, führte Koch jedoch nicht aus. Auch den Gedanken, Kaufmann zu werden, weil er als solcher am ehesten Gelegenheit haben würde, zu reisen, gab er nach einem Besuch bei einem in Hamburg wohnenden Oheim auf. Vielmehr widmete er sich, als er zu Ostern 1862 die Hannoversche Universität G ö t t i n g e n bezog, der Mathematik und den Naturwissenschaften, wie seine Lehrer erwartet hatten. Er hörte Botanik bei Griesebach, Trigonometrie und Stereometrie bei Ulrich und Physik bei Weber, beteiligte sich häufig an botanischen Exkursionen, war überhaupt ein fleißiger Student, arbeitete die Kolleghefte sorgfältig aus und war auch während der Ferien wissenschaftlich tätig. Nach zwei Semestern trat er jedoch zum medizinischen Studium über, nicht weil er in den Naturwissenschaften nicht die erhoffte Befriedigung fand, sondern weil er nur geringe Neigung zum Lehrberuf hatte und bei den beschränkten Mitteln des Vaters nicht auf eine akademische Laufbahn hoffen durfte. Auch versprach ihm das Studium der Heilkunde wegen ihrer Beziehungen zu den Naturwissenschaften weitere Beschäftigung mit diesen. Wenn er denn schon ein Brotstudium wählen mußte, so zog ihn der ärztliche von den akademischen Berufen noch am meisten an.

Kochs Wahl war die richtige. Er war der geborene Arzt. Seine Erfolge als solcher beruhten auf seinem naturwissenschaftlichen Beobachten und Denken. Er ließ von Jugend auf die Dinge ohne Voreingenommenheit auf sich einwirken, suchte ihre inneren Zusammenhänge auf und fragte stets danach, warum die beobachteten Vorgänge sich so und nicht anders abspielten. Diese Weise, zu sehen und zu denken, verschaffte ihm die Klarheit der Forschung und Darstellung, die ihn zu so großen Erfolgen geführt hat.

Unter seinen Lehrern schloß er sich namentlich an den Anatomen Henle, den Kliniker Hasse und den Physiologen Meissner an, die, wie er in seiner Rede bei der Aufnahme in die Akademie der Wissenschaft am 7. Juli 1909 dankbar sagte, „den Sinn für wissenschaftliche Forschung in mir geweckt haben". Daß Henle ihn besonders anzog, war kein Zufall; er hat ja zuerst mit Nachdruck auf die Notwendigkeit der Annahme des Contagium animatum hingewiesen. Ihm hat sich Koch als besonders geistesverwandt erwiesen.

Im Februar 1865 wurde K o c h Assistent am Pathologischen Museum und bearbeitete unter H e n l e s und W. K r a u s e s Leitung eine Preisaufgabe: „Durch eine genügende Reihe von Untersuchungen festzustellen, ob und in welcher Verbreitung die N e r v e n d e s U t e r u s G a n g l i e n enthalten". Abweichend von F r a n k e n h ä u s e r und K e h r e r und übereinstimmend mit K i l i a n stellte er durch zahlreiche Tieruntersuchungen fest, daß sich Ganglien an den Nerven des Uterus nur außerhalb des Gewebes, nicht aber in diesem finden, und erhielt den e r s t e n P r e i s von 80 Thalern. Launig schrieb er seinem Vater: „Obwohl Du bei unserem letzen Zusammensein keine allzugroße Meinung zu haben schienst von meinem medizinischen Wissen im allgemeinen und von der merkwürdigen Eigenschaft der Kartoffeln, magere Leute fettzumachen insbesondere, ereignet es sich doch bisweilen, daß auch eine blinde Taube ein Korn findet, wie es mir jetzt z. B. ergangen ist. Nämlich bei der diesmaligen Preisverteilung ist mir für meine Arbeit der erste Preis zuerkannt . . . . ." Bereits diese Arbeit ist ebenso sachlich und klar geschrieben wie seine späteren. Sie trug den Aufdruck: „Dem geliebten Vater widmet als einen Ausdruck seiner Zuneigung und Dankbarkeit diese erste Frucht seiner Studien der Verfasser."

Im Anschluß an eine Versuchsreihe von M e i s s n e r und J o l l y über die Bildung von B e r n s t e i n s ä u r e im tierischen Organismus unternahm K o c h im physiologischen Institut Untersuchungen „über das Entstehen der Bernsteinsäure im menschlichen Organismus", die er in der Zeitschrift für rationelle Medizin 1865, Band 24, veröffentlichte und später als Doktordissertation verwertete; er stellte durch Verdauungsversuche im eigenen Körper fest, daß auch beim Menschen im Darm durch Oxydation von Fett und durch Reduktion von Apfelsäure Bernsteinsäure entsteht.

Am 13. Januar 1866 bestand K o c h in Göttingen das Tentamen rigorosum „eximia cum laude", und am 16. Januar wurde er zum Doktor promoviert. Nun studierte er noch ein Halbjahr in Berlin, besuchte Kliniken und nahm am pathologisch-anatomischen Kursus bei Virchow teil; welchen Eindruck er von diesem empfing, geht aus seinen damaligen Briefen nicht hervor. Die Stadt Berlin gefiel ihm, die Kliniken befriedigten ihn weniger, weil die Zahl der Hörer im Verhältnis zum Krankenmaterial zu groß war. Dieser Übelstand, der sich in der Folgezeit immer empfindlicher geltend gemacht hat, fiel dem in dem kleineren Göttingen verwöhnten Studenten besonders auf.

Wie alle Mediziner im ehemaligen Königreich Hannover, so legte auch Koch das Staatsexamen in der „Anatomie" in der Lavesstraße in Hannover ab und bestand es am 16. März 1866.

Zum Landarzt verspürte er wenig Neigung. Am liebsten wäre er Militärarzt geworden, ein Beruf, für den er stets eine besondere Vorliebe gehabt hat. Seine Bemühungen um Anstellung in einem außerhannoverschen Heere hatten jedoch keinen Erfolg. Gern wäre er Schiffsarzt geworden, um nicht in die Praxis zu kommen, ohne „schon ein Stück von der Welt gesehen und manche Erfahrungen gesammelt" zu haben. In der Hoffnung auf Erfüllung dieses Wunsches bewarb er sich mit Erfolg um Anstellung am Krankenhause in Hamburg. Bei einem Besuche des Hamburger Hafens, den er mit seiner Braut machte, trug er dieser die Bitte vor, mit ihm ins Ausland zu gehen. Sie konnte sich dazu jedoch nicht entschließen. Ihre Weigerung veranlaßte ihn, die Stelle in Hamburg schon nach drei Monaten wieder aufzugeben. Er nahm nun im Oktober 1866 eine Anstellung als Anstaltsarzt an der Idiotenanstalt in Langenhagen bei Hannover an.

Kochs Braut, mit der er sich im Sommer 1866 verlobte, Emmy Adolfine Josefine, war eine Tochter des Generalsuperintendenten Fraatz in Clausthal, eine Jugendliebe, mit der er sich am 16. Juli 1867 verheiratete.

Sie schenkte ihm eine Tochter, Gertrud, und war ihm 26 Jahre hindurch eine treue Lebensgefährtin.

In Langenhagen fühlte sich das junge Paar sehr wohl. Koch fand neben der Anstaltstätigkeit eine einträgliche Praxis, für die er sich ein Reitpferd anschaffte und an die er sich auch später noch gern erinnerte. Zu seinem Bedauern mußte er die Stellung an der Idiotenanstalt bereits nach zwei Jahren wieder aufgeben, weil ihm aus Ersparnisrücksichten ein bedeutender Abzug am Gehalt gemacht werden sollte. Er ließ sich nun in dem märkischen Städtchen Niemegk im Kreise Zauch-Belzig nieder; dort gelang es mit der Praxis so wenig, daß er sich im Winter 1868/69 mit seiner Familie „furchtbar einschränken" mußte und wieder daran dachte, ins Ausland zu gehen, wie zwei seiner Brüder eine Heimat in Amerika gefunden hatten. Im Juli 1869 zog er nach Rakwitz, einem posenschen Landstädtchen im Kreise Bomst. Hier fand er eine lohnende Praxis, die es ihm ermöglichte, Ersparnisse zu machen und sich wissenschaftlich zu beschäftigen, auch Versuchstiere zu halten. Die Bevölkerung kam ihm freundlich entgegen, er fand anregenden Verkehr, konnte Geflügel halten, Bienenzucht betreiben und an manchem Vergnügen, auch am Kegelspiel teilnehmen; er baute sogar eine große Elektrisiermaschine, die er in seinem Sprechzimmer aufstellte und in der Praxis anwendete.

Sein Aufenthalt in Rakwitz erfuhr eine Unterbrechung durch den deutsch-französischen Krieg. Obwohl bereits 1866 wegen hochgradiger Kurzsichtigkeit für dauernd dienstuntauglich erklärt, meldete er sich im Juli 1870 in glühender Vaterlandsliebe freiwillig zum Militärdienst; mit ihm zogen drei seiner Brüder ins Feld. Er nahm am Sturm auf St. Privat als Arzt beim 11. Feldlazarett des X. Armeekorps teil; im Dezember 1870 wirkte er an einem Typhuslazarett in Neufchâteau und im Januar 1871 an einem Verwundetenlazarett in einer Vorstadt von Orléans. Aus seinen Briefen geht die hohe Befriedigung hervor, mit der ihn diese Tätigkeit erfüllte, wegen der reichen medizinischen und Lebenserfahrungen, die er ihr verdankte. Trotzdem schied er auf Bitten seiner Rakwitzer Mitbürger im Januar aus dem Heere aus. Im März starb seine Mutter an einer Lungenentzündung. Er konnte noch von der Sterbenden Abschied nehmen, während seine Brüder erst nach ihrem Tode wohlbehalten aus dem Kriege zurückkehrten.

Nach seiner Rückkehr nach Rakwitz nahm K o c h seine Praxis wieder auf. Daneben bereitete er sich im Winter 1871/72 in dem Wunsche, beamteter Arzt zu werden, auf das Physikatsexamen vor. Er bestand es am 16. März 1872 mit Auszeichnung und erhielt in unmittelbarem Anschluß daran auf Empfehlung des Landrats und Reichstagsabgeordneten F r e i h e r r n v o n U n r u h e-B o m s t die eben freigewordene Stelle als Kreisphysikus des Kreises Bomst in Wollstein, einem Städtchen von 4000 Einwohnern. Kurz vorher, am 10. Februar 1872, schrieb er an seinen Vater: „Ich würde Dir auch nicht eher davon geschrieben haben, als bis die Sache sich etwas positiver gestaltet hätte, wenn ich Dir nicht hätte ein Beispiel dafür geben wollen, daß ich mich hier in dieser Gegend eines nicht ganz unbedeutenden Rufes als Arzt erfreute; trotzdem nämlich in Wollstein zwei Ärzte sind, habe ich doch immer schon sehr viel Praxis dort gehabt und bin fast immer zu schwierigen Fällen behufs Konsultation mit dem Hausarzt zugezogen worden, und nur infolgedessen hat die Einwohnerschaft in Wollstein den Wunsch geäußert, mich als Kreisphysikus dorthin zu ziehen, und hat der Landrat das erwähnte Anerbieten an mich ergehen lassen."

Wollstein und der Kreis Bomst sollten nun für längere Zeit K o c h s Heimat werden. In der fast ländlichen Zurückgezogenheit konnte er seine Veranlagung erkennen und die Kräfte entfalten, die ihn zu seinen großen Leistungen befähigen sollten.

II. Kreisphysikus in Wollstein.

Der Kreisphysikus von damals hatte nicht die Bedeutung und die Aufgaben des Kreisarztes von heute. Er war zwar der Medizinalbeamte des Kreises, aber seine Tätigkeit konnte schon mit Rücksicht auf sein Gehalt von 900 Mark nicht umfangreich sein und beschränkte sich im wesentlichen auf die Ausstellung von Attesten, gelegentliche Seuchenfeststellungen und die Ausführung von Impfungen. In der Hauptsache war er auf Privatpraxis angewiesen, durch die er sich auch seinen Lebensunterhalt erwerben mußte. Gewöhnlich war der Kreisphysikus der gesuchteste Arzt im ganzen Kreise, der „Sterbedoktor", der in allen schwierigen Fällen hinzugezogen zu werden pflegte.

So erging es auch Koch. Sofort nach seinem Eintreffen war er der beschäftigteste Arzt in Wollstein, von dem alle Kranken behandelt zu werden wünschten. Deswegen zog der zweite am Ort ansässig gewesene Arzt bald fort. Koch blieb nun allein und mußte auch die Leitung des evangelischen und des katholischen Krankenhauses übernehmen. Er war daher von früh bis spät beschäftigt und behielt nur wenig Zeit für wissenschaftliche Arbeiten übrig, zumal sich auch eine angenehme Geselligkeit entwickelte. Erst nach zwei Jahren ließ sich auf Kochs Wunsch wieder ein zweiter Arzt in Wollstein nieder.

In den ersten Jahren seines dortigen Aufenthaltes interessierte sich Koch für gewisse **Berufs- und Gewerbekrankheiten**, die er bei gelegentlichen Besuchen bei seinem Vater in Clausthal und bei seinem Bruder Hugo, der inzwischen Bergwerks- und Hüttendirektor in Tarnowitz geworden war, in den Bleiweißfabriken, Berg- und Hüttenwerken studierte. Auch erregten die in der Umgebung von Wollstein in größerer Anzahl befindlichen Hünengräber seine Aufmerksamkeit. Er öffnete verschiedene von ihnen kunstgerecht, eines in Gegenwart von Rudolf Virchow, den er dazu eingeladen hatte, und begann sich auch für andere anthropologische Fragen zu interessieren.

Am meisten zog ihn die Beschäftigung mit Algen und Infusorien an, die er dem Wasser von Gräben und Torflöchern entnahm und untersuchte. Als seine Praxis sich befestigt hatte, fand er die Mittel zur Einrichtung eines kleinen Laboratoriums in seiner Wohnung und zur Anschaffung kostspieliger Apparate, auch schenkte ihm seine Gattin ein Hartnacksches Mikroskop zu seinem Geburtstage. Nun konnte er sich auch bakteriologischen Arbeiten zuwenden.

Im Kreise Bomst, wie in anderen Gegenden der Provinz Posen kamen wiederholt Ausbrüche von Milzbrand unter dem Herdenvieh vor, von denen Koch als Kreisphysikus Kenntnis erhielt; er hatte infolgedessen einigemale Gelegenheit, Tiere, die an Milzbrand gefallen waren, zu untersuchen und in ihrem Blute, namentlich in der Milz, die von Pollender 1849, von Brauell 1851 und von Davaine 1863 beschriebenen glashellen Stäbchen aufzufinden. Er begnügte sich damit nicht, sondern führte eine gründliche Nachprüfung der von Davaine aufgestellten Theorie über die Milzbrandaetiologie durch, die ihn zu vielfach abweichenden Ergebnissen, zur weiteren Aufklärung der Aetiologie und zu praktischen Vorschlägen für die Bekämpfung des Milzbrandes führten.

Davaine hatte die Stäbchen für Bakterien erklärt und, gestützt auf Impfversuche mit frischem oder getrocknetem Blut, behauptet, daß Milzbrandblut nur beim Vorhandensein dieser Stäbchen die Krankheit erzeuge, und die ohne nachweisbare direkte Übertragung entstehenden Milzbranderkrankungen bei Menschen und Tieren auf Verschleppung der Bakterien, die nach seinen Beobachtungen auch in getrocknetem Zustande lange lebensfähig bleiben sollten, durch Luftströmungen, Insekten usw. zurückgeführt. Diese Angaben reichten nicht aus, um das endemische Vorkommen des Milzbrandes in feuchten Gegenden, Flußtälern, Sumpfdistrikten usw., seine Häufigkeit in nassen Jahren und seine Abhängigkeit von einer bestimmten Wärme an der Oberfläche des Bodens zu erklären. Einige Forscher hatten deshalb die bakterielle Natur der Stäbchen überhaupt in Abrede gestellt und sie für zufällige Befunde im Blut, für Kristalle, erklärt. Koch zeigte nun, daß die Stäbchen in der Tat Bakterien, aber nicht so widerstandsfähig sind, wie Davaine angenommen hatte, sondern unter bestimmten Bedingungen „Dauerformen" in Gestalt von Sporen bilden, die die Bakterien unbegrenzt lange überleben, beim Eindringen in den Körper empfänglicher Tiere von neuem zu Bakterien auswachsen und die Krankheit auf diese übertragen.

Koch führte seine Impfversuche mit Vorliebe an grauen Hausmäusen aus, denen er das Milzbrandmaterial in einen kleinen Einschnitt an der Rückseite der Schwanzwurzel einbrachte, und stellte fest, daß die Milzbrandbazillen sich in dem Blute und den Gewebssäften der lebenden Tiere außerordentlich schnell in derselben Weise vermehren, wie es bei anderen Bakterien beobachtet worden war. Er sah bei Beobachtung in einem Brutapparat und auf dem geheizten Objekttisch des Mikroskopes oder in geeigneten Nährflüssigkeiten — frischem Rinderblut, Humor aqueus aus Rinderaugen — die Bazillen innerhalb gewisser Temperaturgrenzen (35—37° C.) und bei Luftzutritt zu langen, unverzweigten, leptothrixähnlichen Fäden auswachsen, diese sich querteilen und im Innern dieser zahlreichen Querteile je eine Spore sich bilden. Er stellte weiter fest, daß die Sporen unter geeigneten Bedingungen — bestimmte Temperatur, Nährflüssigkeit und Luftzutritt — wieder zu den ursprünglich im Blute vorkommenden Bazillen auswachsen, wie dies bereits

F. Cohn vermutet hatte. In frischem, schnell getrockneten Blute trat keine Sporenbildung ein, ebensowenig im Innern der gefallenen Tiere, wohl aber auf der Oberfläche der Kadaver und in ihren auf die Oberfläche des Bodens geratenen blutigen Abgängen, und zwar bei einer Temperatur nicht unter 15° C. Von Versuchstieren fand Koch Mäuse und Meerschweinchen besonders, dagegen Kaninchen weniger empfänglich, Hunde, Rebhühner, Sperlinge und Frösche aber völlig unempfänglich.

Bei der Übertragung mußte hiernach weniger die Berührung mit frischem Blut oder frischem Gewebstoff von erkrankten oder gefallenen Tieren eine Rolle spielen, als das Eindringen von Sporen in den Körper der gesunden, sei es mit staubiger Atemluft, sei es durch Insektenstiche, oder sei es mit dem Futter — Gras, Heu — von Milzbranddistrikten.

Bevor Koch seine Untersuchungen veröffentlichte — es geschah am 27. Mai 1876 in Cohns Beiträgen zur Biologie der Pflanzen, Bd. II, Heft 2 — bat er Ferdinand Cohn in Breslau, sie ihm persönlich vortragen zu dürfen. Auf die bereitwillig erteilte Erlaubnis besuchte er Cohn am 30. April 1876 im Pflanzenphysiologischen Institut und machte auf diesen mit seiner Demonstration solchen Eindruck, daß Cohn in das Pathologische Institut zu Cohnheim schickte und bat, es möchte jemand kommen, um Kochs Sache, die „wichtig und interessant" wäre, zu sehen. Cohnheim kam sofort selbst und sagte, wie Wilhelm Kühne schrieb, nach der Rückkehr in sein Institut zu seinen Assistenten: „Nun lassen Sie alles stehen und liegen und gehen Sie zu Koch. Dieser Mann hat eine großartige Entdeckung gemacht, die in ihrer Einfachheit und Exaktheit der Methode um so mehr Bewunderung verdient, als Koch von allen wissenschaftlichen Verbindungen abgeschlossen ist und dies alles aus sich heraus gemacht hat, und zwar absolut fertig. Es ist gar nichts mehr zu machen. Ich halte dies für die größte Entdeckung auf dem Gebiet der Mikroorganismen und glaube, daß Koch uns alle noch einmal mit weiteren Entdeckungen überraschen und beschämen wird." Hocherfreut über die Anerkennung seiner Arbeiten durch Cohn und Cohnheim, reiste nun Koch nach Berlin, um sie auch Rudolf Virchow zu zeigen, erfuhr aber von diesem eine kühle Abweisung, was ihn lebhaft betrübte.

Durch seine Milzbrandarbeiten war es, wie Koch am Schlusse seiner Veröffentlichung mit berechtigter Genugtuung sagte, „zum ersten Male gelungen, Licht über die Aetiologie einer jener merkwürdigen Krankheiten zu verbreiten, deren Abhängigkeit von Bodenverhältnissen genügend aufzuklären weder den Anstrengungen der Forschung, noch den kühnsten und verwickeltsten Hypothesen bislang möglich gewesen ist". Koch erkannte sofort die grundlegende Bedeutung der von ihm zur Aufdeckung der Milzbrandaetiologie ersonnenen Untersuchungsmethoden für die Erforschung auch anderer Seuchen, namentlich von Typhus und Cholera.

Diese Methoden stellte Koch in Bd. II, Heft 3 der Cohnschen Beiträge als „Verfahren zur Untersuchung, zum Konservieren und Photographieren" zusammenhängend dar. Es bestand darin, daß die bakterienhaltige Flüssigkeit in dünner Schicht auf dem Deckglase eingetrocknet wird, um die Bakterien in einer Ebene zu fixieren; daß diese Schicht mit einer Lösung eines Anilinfarbstoffes behandelt und dann wieder aufgeweicht wird, um die Bakterien in ihre natürliche Form zurückzuführen und deutlicher sichtbar zu machen; daß dann das Präparat in eine konservierende Flüssigkeit eingebettet und schließlich unter dem Mikroskop photographiert wird. Seine eingehende Beschreibung der Mikrophotographie erläuterte er durch wundervolle Tafeln, an deren Hand er zeigte, „daß die photographische Platte überhaupt das mikroskopische Bild besser oder vielmehr sicherer wiedergibt, als es die Netzhaut des Auges zu empfinden vermag". Entschieden trat er für die Artverschiedenheit, die Spezifität der krankheitserregenden Bakterien ein und erläuterte das an dem Beispiel dreier Spirochäten, der Sp. plicatilis, der Sp. des Zahnschleimes und der Sp. des Rückfallfiebers, die von gewisser Seite für identisch gehalten worden waren.

Diese Spezifität verteidigte Koch in Nr. 1 und 2 Jahrg. 1878 der „Deutschen Med. Wochenschrift" in einem Referat über zwei Arbeiten von C. v. Naegeli „Die niederen Pilze in ihren Beziehungen zu den Infektionskrankheiten und der Gesundheitspflege", München 1877, und von Hans Buchner „Die Naegelische Theorie der Infektionskrankheiten in ihren Beziehungen zur medizinischen Erfahrung," Leipzig 1877. Naegelis Einteilung der Spaltpilze als Fäulnis-, Miasmen- und Kontagienpilze, die beliebig ineinander übergehen und auch in der Form variabel sein sollten, wies Koch auf Grund dieser Milzbrandforschungen als unhaltbar und auch die von Naegeli gezogenen Folgerungen für die Entdeckung und Bekämpfung der Infektionskrankheiten als irrtümlich nach.

Seine beim Studium des Milzbrands ausgebildeten Untersuchungsmethoden wendete Koch nun auf andere Infektionskrankheiten, und zwar zunächst auf die **Wundinfektionskrankheiten,** an. Das Ergebnis teilte er als „Neue Untersuchungen über die Mikroorganismen bei infektiösen Krankheiten" 1878 auf der 51. Naturforscherversammlung in Cassel mit (Deutsche Med. Wochenschr. 1878, Nr. 43), ausführlicher in „Untersuchungen über die Aetiologie der Wundinfektionskrankheiten", Leipzig 1878 bei F. C. W. Vogel. Einleitend legte er den Stand der Frage und die bisherigen Untersuchungen dar und kam zu dem Ergebnis, „daß die zahlreichen Befunde von Mikroorganismen bei Wundinfektionskrankheiten und die damit im Zusammenhang stehenden experimentellen Untersuchungen die parasitische Natur dieser Krankheiten wahrscheinlich machen, daß ein vollgültiger Beweis dafür bis jetzt noch nicht geliefert ist und auch nur dann geschaffen werden kann, wenn es gelingt, die parasitischen Mikroorganismen in allen Fällen der betreffenden Krankheit aufzufinden, sie ferner in solcher Menge und Verbreitung nachzuweisen, daß alle Krankheitserscheinungen dadurch ihre Erklärung finden, und schließlich für jede einzelne Wundinfektionskrankheit einen morphologisch wohlcharakterisierten Mikroorganismus als Parasiten festzustellen".

Bei seiner experimentellen Arbeit ging er von künstlichen Infektionen an Versuchstieren mit Fäulnisstoffen aus. Dabei gelang es ihm, sechs verschiedene Krankheiten zu erzeugen, deren jede durch einen für sie spezifischen, wohlcharakterisierten Mikroorganismus erzeugt wurde, und zwar: 1. Mäusesepticaemie, erzeugt durch ein winziges Stäbchen, übertragbar auf Haus-, aber nicht auf Feldmäuse und Kaninchen; — 2. progressive Gewebsnekrose (Gangrän) bei Mäusen, erzeugt durch einen kettenbildenden Mikrokokkus; — 3. progressive Abszessbildung bei Kaninchen, erzeugt durch Zoogloeahaufen bildende winzige Mikrokokken; — 4. Kaninchenpyaemie, erzeugt durch einen einzeln oder in Häufchen auftretenden Mikrokokkus; — 5. Kaninchensepticaemie, erzeugt durch einen ovalen Mikrokokkus; — und 6. einen erysipelatösen Prozess bei Kaninchen, erzeugt durch ein feines Stäbchen. Auf Grund dieser Befunde kam Koch zu der Überzeugung, daß auch die von selbst entstehenden Wundinfektionskrankheiten die Wirkung spezifischer, wohlcharakterisierter Mikroorganismen sein müßten. Als wichtigstes Ergebnis seiner Arbeit aber betrachtete er den Nachweis der Spezifität der pathogenen Bakterien und ihre Unveränderlichkeit, ein gewaltiger und inzwischen durch die weitere Forschung einwandfrei bestätigter Fortschritt unserer Erkenntnis.

Im Anschluß an seine Untersuchungen über künstliche Infektion studierte K o c h eine natürliche Infektionskrankheit, die F e b r i s r e c u r r e n s (R ü c k f a l l f i e b e r), die O b e r m e i e r in Berlin 1873 als Wirkung einer zierlichen Spirochäte erkannt hatte, übertrug sie mit Erfolg auf Affen, studierte mit Hilfe der Mikrophotographie die Verbreitung der Spirochäte in den Organen eines infizierten und getöteten Affen und stellte Züchtungsversuche an, die freilich erfolglos blieben.

Seine ersten Arbeiten führte Koch mit einem Hartnackschen Mikroskop aus, später arbeitete er mit einem Seibertschen, an dem nach 1878 die nach Rücksprache mit ihm von A b b é in der Zeissschen Werkstatt in Jena angegebenen Verbesserungen — h o m o g e n e I m m e r s i o n, d. h. Einschaltung eines Tröpfchens Zedernholzöl zwischen Frontlinse des Mikroskops und Deckgläschen des mikroskopischen Präparats behufs Erhöhung der Helligkeit des letzteren, und A b b é s c h e r B e l e u c h t u n g s a p p a r a t behufs Lichtüberflutung des Präparats von unten her zur Ermöglichung der Anwendung stärkerer Vergrößerungen — angebracht waren. Im übrigen war sein Laboratorium überaus bescheiden und behelfsmäßig. Daß ihm in dieser engen Werkstatt seine genialen Entdeckungen gelangen, beweist am besten, daß er ein geborener Forscher war. Erst als seine Arbeiten immer feiner, die für sie erforderlichen Apparate immer kostspieliger wurden, begann er sich nach einem größeren und reichhaltiger ausgestatteten Laboratorium zu sehnen.

Während ich Leiter der Preußischen Medizinalverwaltung war, klagten mir nicht selten in kleineren Orten wohnende Ärzte, sie könnten nicht wissenschaftlich arbeiten, weil es ihnen an Anregung und an Mitteln fehlte; ich habe ihnen immer das Beispiel K o c h s vor Augen geführt. Auch Assistenten kleinerer wissenschaftlicher Institute, die dort nicht erfolgreich arbeiten zu können behaupteten, habe ich auf die Erfolge hingewiesen, die K o c h in seinem Wollsteiner Privatlaboratorium erzielt hat. Althoff pflegte aufstrebenden Forschern, die eine bessere Ausstattung ihrer Arbeitsstätte beantragten, zu sagen, nach seinen Erfahrungen stände das Ergebnis der geleisteten Forschungsarbeit nicht selten im umgekehrten Verhältnis zur Größe und Ausstattung des Laboratoriums. In der Tat haben wiederholt Gelehrte, die in einem bescheidenen Laboratorium Beachtenswertes geleistet hatten, versagt, wenn sie eine wohlausgestattete Arbeitsstätte erhielten.

Als im Sommer 1879 eine Medizinalbeamtenstelle in Breslau frei wurde, gelang es F. Cohn, beim Kultusminister zu erwirken, daß sie Koch übertragen und seine Ernennung zum außerordentlichen Professor in Aussicht genommen wurde. Koch übersiedelte infolgedessen nach Breslau, aber seine Erwartungen gingen nicht in Erfüllung; mit dem Gehalt von 900 Mark und den geringen Nebenbezügen der Stelle konnte er in Breslau mit seiner Familie nicht leben, und es gab damals keine Persönlichkeit im Ministerium, die es versucht und erreicht hätte, für Koch besondere Mittel flüssig zu machen, wie es später Althoff verstanden hat. Da die Kreisphysikusstelle in Wollstein auf Betreiben des Landrates Frh. v. Unruhe-Bomst für Koch offen gehalten worden war, so kehrte er nach einigen Monaten nach Wollstein zurück, wo er mit offenen Armen wieder aufgenommen wurde. Allein hier sollte seines Bleibens nicht mehr lange sein. Im Juli 1880 wurde er als Regierungsrat und ordentliches Mitglied des Kaiserlichen Gesundheitsamtes nach Berlin berufen, nachdem er bereits zum 1. Januar 1880 als Kreisphysikus zum außerordentlichen Mitglied dieser Behörde gewählt worden war. So mußte er von seinem geliebten Wollstein Abschied nehmen.

Ich möchte diesen Abschnitt nicht schließen, ohne mit einigen Worten des Familienlebens zu gedenken, das Koch und die Seinen in Wollstein geführt, und über das Frau Gertrud Pfuhl und ihr verstorbener Gatte Aufzeichnungen gemacht haben. Sie hatten im ersten Stockwerk eines Hauses in der Straße „Weißer Berg" eine Wohnung, bestehend aus vier geräumigen Zimmern, Küche, Hausflur und Giebelstube; ein Wartezimmer fehlte, die Kranken warteten auf dem Flur. Das Herrenzimmer war durch einen Vorhang in zwei Teile geteilt, deren einer als Sprech- und Studierzimmer, der andere als Laboratorium diente; in jenem stand das Mikroskop, in diesem ein als Dunkelkammer eingerichteter großer Schrank, ein Brutapparat, ein Tisch zur Aufstellung von Glasgefäßen für Versuchstiere und ein mikrophotographischer Apparat, dem vermittelst eines am Fenster angebrachten Heliostats Sonnenlicht zugeführt wurde.

Frau Emmy Koch war drei Jahre jünger als er und eine treffliche Hausfrau; sie hielt Haus, Küche und Keller in bester Ordnung und stand ihm bei Erfüllung der geselligen Pflichten treu zur Seite. Sie half ihm in seiner Praxis, indem sie die Kranken empfing und befragte, ehe sie sie zu ihm ließ; sie unterstützte ihn auch verständnisvoll bei seinen wissenschaftlichen Arbeiten, bediente das Heliostat beim Mikrophotographieren, fütterte und überwachte die Versuchstiere und verbrannte die Kadaver eingegangener Tiere im Zimmerofen. Als das einzige, 1868 geborene Töchterchen Trudchen heranwuchs, beteiligte sich dieses mit Vorliebe an solchen Hilfeleistungen bei den Arbeiten des Vaters.

In seinen Mußestunden bewegte sich Koch mit seiner langen Pfeife im Munde in dem geräumigen Hausgarten, sah nach den Bienen, die er zog, oder nach dem Hühnerhofe, oder machte mit Frau, Kind und Teckel Spaziergänge in die Umgebung des Ortes. Seinem Töchterchen begegnete er mit zärtlicher Liebe, ließ sie mit ihren Spielsachen oder ihrer Arbeit neben seinem Schreibtische sitzen und wurde nicht müde, ihre kindlichen Fragen zu beantworten, nahm wohl auch an ihren Kindergesellschaften teil, oder erschreckte sie, indem er brüllend auf allen Vieren als Löwe oder Tiger auf dem Fußboden kroch. An der in Wollstein üblichen Geselligkeit beteiligte er sich mit Vergnügen auch auf Landpartien war er ein munterer und gern gesehener Gesellschafter. Besonders nahe stand er dem als Vizepräsident des Reichstages bekannt gewordenen Landrat Frh. v. Unruhe-Bomst und dem Apotheker des Ortes, der seine Neigung für Algen und Infusorien teilte.

Charakteristisch ist ein Brief, den er 1876 an sein Töchterchen schrieb:

„Liebes Trudchen! Es war für mich eine große Freude, als Mama mir schrieb, daß Du bis jetzt artig gewesen bist und daß sie mit Dir zufrieden ist; hoffentlich wird es auch ferner so bleiben. Zu Deinem Geburtstage wünsche ich Dir recht viel Glück. Du wirst nun schon acht Jahre alt und mußt von jetzt ab ein recht verständiges Mädel werden, in der Schule tüchtig was lernen, der Mutter in der Küche helfen, Blumen warten, die Tiere füttern und mir beim Mikroskopieren die Gläser putzen und Algen sammeln. Das alles wirst Du schon besorgen müssen, und jedes folgende Jahr wirst du uns noch mehr Arbeit abnehmen. Zuletzt können Papa und Mama den ganzen Tag im Lehnstuhl sitzen, und unser liebes Trudchen wird für uns kochen und mikroskopieren und Rezepte schreiben. Ach, das wird einmal eine schöne Zeit werden. Aber nun bleib auch nicht mehr lange fort. Die Tiere suchen jeden Tag in allen Ecken und Julka seufzt immer, und ich denke manches Mal, wenn die Türe leise aufgeht, jetzt kommt mein Mädel, und wenn ich hinsehe, ist es ein fremder Mensch. Also komme nur bald wieder zu Deinem lieben Papa."

Es war ein arbeitsreiches und behagliches Leben, das Koch und die Seinen in der posenschen Kleinstadt führten, und von dem sie nicht leichten Herzens Abschied genommen haben. Und doch zögerte Koch nicht, dem Rufe an das Gesundheitsamt zu folgen, obwohl seine Einnahmen in Berlin geringer waren als in Wollstein. Denn er fand dort eine Arbeitsstätte, an der er seine Gaben und Kräfte frei entfalten konnte, und die er, unterstützt von gleichstrebenden und begeisterten Mitarbeitern, zur ersten Seuchenwarte der Welt zu machen berufen war.

III. Im Kaiserlichen Gesundheitsamt.

Auf Grund des Impfgesetzes vom 8. April 1874 hatte die Reichsregierung eine Stelle ins Leben zu rufen, die die einheitliche Durchführung des Impfgesetzes im Deutschen Reiche übernehmen, seine Wirkungen beobachten und die Listen der Impflinge kontrollieren sollte. Zur Erfüllung dieser Aufgabe wurde 1876 das **Kaiserliche Gesundheitsamt** in Berlin errichtet, das sich im Laufe der Zeit über die Bedeutung einer Pockenwarte hinaus zu einer Zentralstelle für das öffentliche Gesundheitswesen im Deutschen Reiche entwickelt und auf allen Gebieten der Seuchenbekämpfung die Führung übernommen hat. Sein erster Direktor, Geh. Obermedizinalrat Dr. **Struck**, der frühere Hausarzt des Altreichskanzlers **Fürst Bismarck**, hatte zwar nicht das Organisationstalent seines Nachfolgers, des Präsidenten **Köhler**, wies aber dem neuen Amte geeignete Wege zur Betätigung. Daß er die Aufmerksamkeit auf den Wollsteiner Kreisphysikus gelenkt, seine Berufung veranlaßt und seine Arbeiten mit Rat und Tat gefördert hat, verdient die dankbare Anerkennung der Mit- und Nachwelt.

Das Gesundheitsamt befand sich damals noch nicht in seinem jetzigen stolzen Heim in der Klopstockstraße, sondern in einem kleinen Gebäude Luisenstraße 57 neben der Tierärztlichen Hochschule gegenüber dem Charité-Krankenhause. Die Räume, die **Koch** angewiesen wurden, waren bescheiden, wenn auch glänzend im Vergleich zu dem Laboratorium, in dem er sich in Wollstein hatte behelfen müssen und in dem er ohne Assistenten so Ausgezeichnetes geleistet hatte. Außer größeren Räumen, reicheren Mitteln und vollkommeneren Apparaten fand Koch hier einen Stab von Mitarbeitern, die reiche wissenschaftliche Vorbildung und lebhaften Drang zur Betätigung mitbrachten, die Bedeutung der Kochschen Ideen erkannten und begeistert in ihren Dienst traten. Die Mehrzahl dieser Männer hat sich glänzend bewährt und zu Lehrern und Führern der wissenschaftlichen oder praktischen Hygiene entwickelt. Zu Kochs ersten Mitarbeitern gehörten Georg Gaffky, Friedrich Löffler, August Gärtner, Bernhard Proskauer, Gustav Wolffhügel, Ferdinand Hüppe, Bernhard Fischer, deren Namen für immer mit der Geschichte der Hygiene verbunden bleiben werden. Oft erzählten mir Gaffky und Löffler von ihren Arbeiten unter der Leitung Kochs und von dem Feuereifer, mit dem der Meister und seine Mitarbeiter tagaus, tagein von Früh bis zum späten Nachmittag und Abend im Laboratorium unermüdlich mikroskopierten, züchteten, übertrugen, photographierten, neue Pläne berieten, neue Apparate ersannen und die Ergebnisse ihrer gemeinsamen Arbeit zusammenstellten, kritisierten, verwarfen und neu feststellten, bis sie das Richtige gefunden hatten. Trotz der Mühe und Arbeit waren sie hochbefriedigt in dem Bewußtsein, ein Neuland für die wissenschaftliche Erkenntnis erobern zu helfen. Die Ergebnisse der damals im Gesundheitsamte geleisteten wissenschaftlichen Arbeit veröffentlichte Struck in den „Mitteilungen aus dem Kaiserlichen Gesundheitsamte", die wegen der in ihnen enthaltenen grundlegenden Beiträgen von Koch und seinen Mitarbeitern für immer zu den kostbarsten medizinischen Erscheinungen gehören werden. Von den „Mitteilungen" erschienen übrigens nur zwei Bände, an ihre Stelle traten später die „Arbeiten aus dem Kaiserlichen Gesundheitsamte".

Die erste Arbeit Kochs aus dem Gesundheitsamte war eine Studie **„Zur Untersuchung von pathogenen Mikroorganismen"**, eine Erweiterung der erwähnten, in Cohns

Beiträgen erschienenen Arbeit „Verfahren zur Untersuchung, zum Konservieren und Photographieren der Bakterien". Sie schildert die Vorbereitung und Färbung mikroskopischer Präparate aus Flüssigkeiten und in tierischen Geweben, gibt Ratschläge für die Vermeidung von Fehlerquellen, die Herstellung von Mikrophotogrammen, die Übertragung pathogener Mikroorganismen auf Versuchstiere, erörtert die Bedeutung und Herstellung von Reinkulturen, die Untersuchung von Luft, Wasser, Staub usw.. Besonders bemerkenswert war der Hinweis auf die Notwendigkeit strengster Sterilisierung der Hände, Instrumente, Geräte und Nährböden bei bakteriologischen Arbeiten behufs Vermeidung von Verunreinigungen durch zufällig auftretende Keime von Mikroorganismen. Ein gewaltiger Fortschritt aber war der Ersatz der bis dahin ausschließlich benutzten flüssigen durch feste Nährböden — gekochte Kartoffeln, Nährgelatine. Erst durch Einführung flüssiger, durch Zusatz von Gelatine erstarrungs- und wieder verflüssigungsfähiger, durchsichtig bleibender Nährböden durch K o c h ist eine zuverlässige Trennung von Bakteriengemischen und das gesonderte Studium der einzelnen Bakterienarten möglich geworden. Die der Arbeit beigegebenen Tafeln zeigen die Vorzüge der Mikrophotographie für die Bakterienkunde. Auch sind sie insofern von hervorragendem Wert, als sie sich zum Teil auf Krankheiten beziehen, deren bakterielle Natur damals noch nicht oder nicht sicher festgestellt war: Erysipelas, Endocarditis ulcerosa, malignes Oedem, Typhus abdominalis — K o c h bildete den von E b e r t h beschriebenen Bacillus ab, den er für den Typhusbacillus ansah —, Pneumonie. Diese Arbeit hat den Forschern aus Deutschland und aller Herren Ländern, die in wachsender Zahl bei K o c h Belehrung suchten, als Anleitung und für alle Kurse zur Ausbildung von Bakteriologen als Grundlage gedient.

Neben der Begründung der Methodik beschäftigten Koch und seine Mitarbeiter die **Infektionskrankheiten,** die er schon in Wollstein bearbeitet hatte. Er baute die

Aetiologie des **Milzbrands** aus, **Gaffky** studierte die experimentelle **Septicaemie** bei Versuchstieren, **Löffler** nahm die Lösung der für die Lehre von den Infektionskrankheiten so wichtigen **Immunitätsfrage** in Angriff.

In gemeinsamer Arbeit traten **Koch, Gaffky, Löffler, Proskauer** und **Wolffhügel** in eine Prüfung der für die Bekämpfung der Infektionskrankheiten unentbehrlichen **Desinfektion** ein, deren Ergebnis die Angabe wirksamer Desinfektionsverfahren auf der Grundlage der modernen Bakterienforschung war. Die geringe Wirksamkeit der **schwefeligen Säure** und anderer als Desinfektionsmittel geltender Chemikalien sowie der **heißen trockenen Luft**, die souveräne Wirksamkeit des heißen **strömenden Wasserdampfes** auch gegenüber Dauerformen (Sporen) der Bakterien wurden aufgezeigt und die Notwendigkeit bewiesen, „**nur solche Mittel und Verfahren zur Desinfektion in Gebrauch zu nehmen, welche ohne Unterschied die Mikroorganismen töten**". Die Veröffentlichungen der zahlreichen geistvollen Versuche in den „Mitteilungen" eröffnete eine Studie **Kochs „Über Desinfektion"**, in der er den Stand, die Aufgaben und die zweckmäßigste Art der Desinfektion in seiner überzeugenden Weise darlegte. Diese Arbeiten führten zur völligen Umgestaltung der Anschauungen. Bald entstanden in allen Ländern der Erde Desinfektionsapparate und Anstalten, in denen Kochs Lehren zur Durchführung gelangten, und wobei deutsche Techniker ersten Ranges, ich nenne nur **Rietschel** und **Henneberg**, ihren Rat und ihre Mitarbeit zur Verfügung stellten.

Wer das Glück gehabt hat, **Robert Koch** persönlich näher zu treten, weiß, daß von all seinen epochemachenden Arbeiten keine seinem Herzen so nahe gestanden hat wie die Erforschung der **Tuberkulose**. Wie mancherlei Aufgaben auch im Laufe der Jahre an ihn herangetreten sind, immer wieder ist er zu dieser Lieblingsaufgabe zurückgekehrt. Die Bekämpfung der Tuberkulose erschien ihm wichtiger als die von Cholera und Pest und anderen akuten Volkskrankheiten, die zwar bei jedem ihrer Ausbrüche zahlreiche Opfer dahinraffen, jedesmal aber bald wieder verschwinden, während die Tuberkulose sich seit Jahrhunderten bei uns eingenistet hat, dauernd am Marke der Menschheit zehrt und fast in allen Orten und Familien ihre Opfer fordert.

Die Versuche von Villemin, Cohnheim, Salomonsen. u. A., die die Übertragbarkeit von Schwindsuchtsmaterial auf Versuchstiere (Iristuberkulose) ergaben, waren den Ärzten nicht unbekannt. Trotzdem hielten die meisten Kliniker und Ärzte die Schwindsucht für eine chronische Ernährungsstörung, die sich von Geschlecht zu Geschlecht vererben und jeden, den sie befiele, unrettbar dahinraffen sollte. Noch 1878/79, als ich Unterarzt in der Berliner Charité war, lagen die Phthisiker abseits in einer auf dem Boden befindlichen Abteilung und blieben, abgesehen von Beruhigungsmitteln, ohne ernstliche Behandlung. Bei Koch nahm der Gedanke, daß die Tuberkulose eine chronische Infektionskrankheit wäre, immer festere Gestalt an, und er benutzte den Winter 1881/82 zur experimentellen Prüfung dieses Gedankens an Hand des reichen Krankenmaterials der Charité. Ein halbes Jahr angestrengtester Arbeit genügte ihm zur Lösung dieser Frage mit Hilfe seiner genialen Untersuchungsmethoden. Das Ergebnis teilte er in einem Vortrage mit, den er am 24. März 1882 in der Berliner Physiologischen Gesellschaft unter dem Vorsitz von Emil Du Bois-Reymond über „Die Aetiologie der Tuberkulose" hielt; ausführlich veröffentlichte er es im Juli 1883 im 2. Bande der „Mitteilungen aus dem kaiserlichen Gesundheitsamte".

Der Vortrag vom 24. März 1882 erschien in der „Deutschen Medizinischen Wochenschrift" und machte durch die Klarheit der Fragestellung, die Umsicht der Versuchsanordnung, die Bescheidenheit in der Schilderung der Befunde und die Vorsicht der Schlußfolgerungen einen gewaltigen Eindruck. Ich nahm damals als junger Militärarzt an einem Fortbildungskursus an der Universität Rostock teil und entsinne mich noch heute der Begeisterung, die die Lehrer und Teilnehmer an dem Kursus ergriff, als sie den Vortrag lasen, und der Erörterungen, die sie daran knüpften: Die Schwindsucht war als Infektionskrankheit erkannt, sie mußte auch verhütbar, vielleicht auch heilbar sein. K o c h s Name war in Aller Munde in der ganzen Welt, weit über die Kreise der Ärzte hinaus.

Aus dem Inhalt des Vortrages sei folgendes mitgeteilt: Zuerst schildert K o c h den von ihm entdeckten Tuberkelbazillus nach seiner Gestalt und seinem charakteristischen Verhalten zu Anilinfarben und Entfärbungsmitteln sowie innerhalb der „Riesenzellen" und stellt auf Grund der Betrachtung im ungefärbten Präparate fest, daß der Bazillus u n b e w e g l i c h ist. Die bei der Färbung ungefärbt bleibenden Stellen der Bazillen deutet er als S p o r e n, eine Auffassung, die er später hat fallen lassen. Dann teilt er mit, bei welchen K r a n k h e i t e n d e s M e n s c h e n er die Tuberkelbazillen gefunden hat: Miliartuberkulose, käsige Bronchitis und Pneumonie, Hirntuberkeln, Darmtuberkulose, Drüsenskrofulose, fungöse Gelenksentzündung, Krankheiten, die nun als verschiedenartige Lokalisationen der Tuberkulose erwiesen waren. Des weiteren schildert er die K r a n k h e i t s p r o z e s s e d e r v e r s c h i e d e n e n T i e r a r t e n, in denen er Tuberkelbazillen nachweisen konnte; sie betrafen 13 Rinder, 1 Schwein, 1 Huhn, 3 Affen, 9 Meerschweinchen und 7 Kaninchen. Alle diese Prozesse erschienen als Wirkungen desselben Mikroorganismus, des Tuberkelbazillus. Um nachzuweisen, daß er kein zufälliger Begleiter, sondern die Ursache der Tuberkulose wäre, infizierte er zahlreiche Tiere nicht nur mit Tuberkulosematerial von Kranken, sondern auch mit den Reinkulturen von Tuberkelbazillen, deren Gewinnung er ausgezeichnet beschreibt. Schließlich weist er auf die Bedeutung seiner Befunde hin, die er in der Erleichterung der Erkennung (Diagnose) der Krankheit und in der Möglichkeit ihrer Verhütung (Prophylaxe) durch Desinfektion des Auswurfs der Phthisiker sieht. Da er, wie er ausdrücklich betont, die bei Menschen und Tieren gefundenen Tuberkelbazillen für identisch hielt, so schließt er folgerichtig mit einer Warnung vor der Milch und dem Fleische perlsüchtiger Rinder.

Äußere Anerkennungen Kochs für seine für die medizinische Wissenschaft und die Volksgesundheit so wichtige Entdeckung auf dem Gebiete der Tuberkulose blieben nicht aus. Er erhielt den Charakter als Geheimer Regierungsrat und wurde wegen der Bedeutung seiner Entdeckung für das Heer zum Oberstabsarzt 1. Klasse à la suite des Sanitätskorps ernannt.

Gleichzeitig mit Kochs Tuberkulosearbeit erschienen im 2. Band der „Mitteilungen" Tuberkulosestudien seiner Mitarbeiter, und zwar von Gaffky „Ein Beitrag zum Verhalten der Tuberkelbazillen im Sputum" und von Schill und Fischer „Über die Desinfektion des Auswurfs der Phthisiker". Derselbe Band brachte grundlegende Arbeiten über die Aetiologie zweier anderer großen Volkskrankheiten, und zwar des Unterleibstyphus und der Diphtherie.

Es wurde bereits erwähnt, daß Eberth bei dem **Abdominaltyphus** einen wohlcharakterisierten Bazillus beschrieben und Koch diesen auf Grund der mikrophotographischen Untersuchung als wahrscheinlichen Erreger der Krankheit angesprochen hatte. Gaffky setzte diese Untersuchung mit seiner gewohnten Sorgfalt fort und kam in seiner Arbeit „Zur Aetiologie des Abdominaltyphus" zur unzweifelhaften Feststellung der aetiologischen Bedeutung des Typhusbazillus. Bekanntlich hatte man früher unter der Bezeichnung Typhus 3 verschiedene Krankheitsbilder zusammengefaßt. Eines, das des Rückfallfiebers, hatte Obermeier 1873 durch die Entdeckung seiner Spirochäte davon abgetrennt. Nun hatten Koch und Gaffky auch den Unterleibstyphus als eine besondere Krankheit nachgewiesen. Daß dies auch vom Flecktyphus gilt, ist erst während des Weltkrieges zur Gewißheit erhoben worden.

Löffler entdeckte die Aetiologie der **Diphtherie**, die jahraus, jahrein viele Tausende von Kindern dahinraffte, indem er in einem winzigen Bazillus ihren Erreger nachwies.

Das **Impfgesetz** vom 8. April 1874 war im Reichstage keineswegs einstimmig, wenn auch mit ansehnlicher Mehrheit angenommen worden. Es hatte und hat auch heute noch zahlreiche Gegner in weiten Kreisen des Volkes, namentlich unter den Naturheilkundigen und Kurpfuschern, die sich Jahr für Jahr mit Petitionen um Wiederaufhebung des Gesetzes an den Reichstag wenden. Die Vertretung des Gesundheitsamtes in der Petitionskommission des Reichtages wurde Koch übertragen, der sich dieser Aufgabe, solange er dem Amte angehörte, mit der ihm eigenen Sachkenntnis unterzog. Die Aufgabe war nicht leicht, wie ich später aus eigener Erfahrung feststellen konnte, da sie mir 1911 und 1914 zufiel. Denn die Impfgegner, die auch unter den Ärzten Anhänger haben, besitzen eine umfangreiche Literatur, in der sie alles, was über die Ausbreitung der Pocken und gegen die Wirksamkeit der Impfung geschrieben worden ist und wird, sorgfältig zusammentragen, und es gehört eine nicht geringe Sachkenntnis und Schlagfertigkeit dazu, um ihren Einwürfen zu begegnen. Koch verfügte über beides, und seine Ausführungen in der Kommission fanden die Zustimmung der Mehrheit. Er begnügte sich nicht mit der Widerlegung der Impfgegner, sondern bemühte sich nach Kräften, zur einwandfreien Durchführung der Impfung und zur möglichsten Vermeidung von Impfbeschädigungen beizutragen. Ihm gebührt ein wesentlicher Anteil an dem Verdienste, das sich Reich und Staat um die Schutzpockenimpfung durch den Ersatz der humanen durch die animale Lymphe und durch den Erlaß genauer Vorschriften für die Ausführung der Impfung erworben haben. An Stelle der Impfung der Kinder von Arm zu Arm, d. h. mit humanisierter Lymphe, bei der es, wenn auch in verschwindend seltenen Fällen, zur Übertragung von Syphilis oder Erysipelas gekommen war, trat die Impfung mit einer zuverlässigen und vollkommen unschädlichen animalen Lymphe, die in eigens dafür errichteten Anstalten von Kälbern gewonnen wird.

Im Herbst 1883 trat die **asiatische Cholera**, die in Vorderindien endemisch ist und ihre dortige Heimat zum ersten Male 1817 verlassen und seitdem bereits vier große Wanderzüge fast über die ganze Erde ausgeführt hatte, abermals einen solchen Wanderzug an und drohte mit pandemischer Verbreitung. Ägypten hatte sie erreicht, und die Befürchtung erschien berechtigt, daß sie nach Europa kommen könnte. Da auch andere Regierungen, zuerst die Französische, Kommissionen zur Erforschung der Seuche nach Ägypten entsandten, so zögerte auch die Deutsche damit nicht und beauftragte Robert Koch mit der Führung der Kommission, die außer ihm aus den Stabsärzten Gaffky und B. Fischer und dem Chemiker Treskow bestand. Sie verließen am 16. August Berlin, reisten über Brindisi nach Port Said — Alexandrien war für den Schiffsverkehr gesperrt — und trafen am 24. in Alexandrien ein, wo sie nach Einladung von Dr. Kartulis im griechischen Hospital ihre Arbeitsstätte aufschlugen. Koch hatte im Jahre vorher in einem Choleradarm, den er aus Indien erhalten hatte, ein verdächtiges Bakterium in großer Anzahl gesehen, jedoch damals keinen besonderen Wert darauf gelegt. Jetzt erinnerte er sich dessen und vermutete in ihm den Erreger der Krankheit, den er mit Hilfe seiner

Methoden feststellen zu können hoffte. In der Tat konnte er am 17. September 1883 dem Staatssekretär des Innern v. Bötticher berichten, daß er im Darminhalt von 12 Cholerakranken und 10 Choleraleichen ausnahmslos ein charakteristisches Stäbchen gefunden und in Reinkultur gezüchtet hätte, das sich auf Versuchstiere nicht übertragen ließe; es fände sich hauptsächlich im unteren Abschnitt des Dünndarmes und dränge in die Drüsen, Zotten und die tieferen Schichten der Schleimhaut ein. Da die Epidemie in Ägypten dem Erlöschen nahe war, erbat er die Erlaubnis, mit der Kommission zur Fortsetzung ihrer Arbeiten nach Indien zu gehen, besuchte aber zunächst noch Kairo, Damiette sowie die Quarantäneanstalten an den Nilmündungen und an den Mosesquellen bei Sues und das Pilgerlager bei El Tor auf der Halbinsel Sinai. Sie lernten das orientalische Leben Ägyptens kennen, bestiegen die Pyramide des Cheops bei Giseh und ließen das Rote Meer und die roten Porphyrriesen des Sinai auf sich wirken. Dann begaben sie sich nach Calcutta und richteten im Medical College Hospital ihr Laboratorium ein. Hier untersuchten sie 16 Cholerakranke und 32 Choleraleichen und fanden in allen dieselben Bakterien wie in Ägypten: kurze, schlanke, kommaförmig gebogene Stäbchen, häufig zu zweien in Form eines S miteinander verbunden, die auf Gelatine unter Verflüssigung dieser und unter Entwicklung eines charakteristischen aromatischen Geruches in Form von Kolonien, die an gestoßenes Glas erinnerten, wuchsen, keine Dauerform entwickelten und auf Versuchstiere nicht übertragbar waren. An der Tatsache, damit den Erreger der Cholera gefunden zu haben, zweifelten sie nicht. Sie machten eingehende epidemiologische Erhebungen über die Verbreitung der Cholera in Indien und speziell in Bengalen, über die Bedeutung der zahlreichen Tanks in der Umgebung von Calcutta für die Entstehung kleiner, engbegrenzter Epidemien rings um einzelne Tanks, über den Einfluß guter Wasserleitungen auf die Abnahme, ja das Verschwinden der Cholera, über das Verhalten der Cholerabazillen gegenüber dem Austrocknen, ihre Erhaltung auf feuchter Wäsche, feuchter Bodenoberfläche, im Wasser, über den Einfluß von Regengüssen auf das Aufflackern oder Erlöschen von Epidemien usw. In seinem Bericht vom 4. März 1884 konnte K o c h die Beendigung der Arbeiten der Kommission melden. Ein Ausflug nach dem am Abhange des Himalaya gelegenen Luftkurorte D a r j e e l i n g mit seiner herrlichen Luft und seinem wundervollen Blick auf die Ebenen von Bengalen beendete den Aufenthalt in Indien. Am 2. Mai 1884 traf die Kommission wieder in Berlin ein. Ein nach Inhalt und Form meisterhafter, mit Plänen, Karten und mikrophotographischen Abbildungen reich ausgestatteter Reisebericht von G a f f k y erschien 1887 als Band III der „Arbeiten aus dem Kaiserlichen Gesundheitsamte".

Den Heimkehrenden wurde ein glänzender Empfang zuteil. Am 5. Mai überreichte der K r o n p r i n z Koch den K r o n e n o r d e n 2. K l a s s e am schwarzweißen Bande. Am 6. Mai begrüßte S t r u c k die Kommission im Gesundheitsamt und überreichte K o c h eine von Begas modellierte K a i s e r b ü s t e. Am 8. Mai brachte Staatssekretär v. B ö t t i c h e r im Reichstage einen Gesetzentwurf ein, nach dem die Kommission eine Dotation, und von dieser Koch 100.000 Mk. erhalten sollte. Am 9. Mai wurde K o c h von K a i s e r W i l h e l m I. empfangen. Am 13. Mai fand zu Ehren der Kommission im Zentralhotel ein F e s t m a h l statt, bei dem v. B e r g m a n n die allgemeine Bewunderung über das von K o c h und seinen Mitarbeitern Geleistete zum Ausdruck brachte: „H o m e r schildert als besondere Tugend des A j a x, daß er, verscheucht von seinem Gegner, wie eine Fliege immer wieder zurückkehrte, von einer andern Seite ihn anfallend, unablässig, andauernd, zäh. Das sind die Eigenschaften, die wir auch für unseren Helden in Anspruch nehmen, und die unser gefeierter Freund Koch in so hohem Maße bewiesen hat. So oft beim

Färben und Beleuchten, beim Trocknen und Isolieren, beim Sterilisieren und Züchten auch die Versuche versagten, er kannte kein Nachlassen, immer wieder von einer anderen Seite erfaßte er kühn sein Ziel, bis der Natur ihr Geheimnis abgerungen war." In Anerkennung seiner Verdienste wurde **Koch** zum Mitgliede der **Preußischen Wissenschaftlichen Deputation** für das Medizinalwesen und des **Preußischen Staatsrates** ernannt.

Die Befürchtung, daß die Cholera von Ägypten aus ihren Wanderzug fortsetzen würde, bestätigte sich. Mit Truppentransportschiffen kam sie im Sommer 1884 nach **Toulon** und **Marseille** und überzog von dort aus Südfrankreich. Durch Fabrikarbeiter wurde sie nach **Italien** und **Spanien** verschleppt. Ausläufer gelangten nach **Dalmatien**, **Südösterreich** und **Ungarn**. In **Deutschland** kamen im Jahre 1886 vereinzelte Fälle in **Breslau** sowie in **Gonsenheim** und **Finthen** bei Mainz vor. Auswanderer brachten sie 1887 nach **Südamerika**, Schmuggler über die Cordilleren nach **Chile**. Nach Toulon wurde **Koch** von der Reichsregierung entsandt, und es gelang ihm dort, die Seuche durch den Befund von Cholerabazillen als unzweifelhafte Cholera festzustellen.

Im Juli 1884 und im Mai 1885 fanden in Berlin **Cholerakonferenzen** statt, auf denen Koch vor den ersten Sachverständigen, unter ihnen M. v. **Pettenkofer** und **Virchow**, die Ergebnisse seiner Forschungen vortrug. Im Juni 1885 nahm er als Vertreter des Deutschen Reiches an der **Internationalen Sanitätskonferenz** in Rom teil, auf der ein Internationales Sanitätsreglement zur Verhütung der Einschleppung der Cholera aus Indien vereinbart wurde.

Bekanntlich hat Kochs Lehre über die Aetiologie der Cholera neben der fast allgemeinen jubelnden Zustimmung auch Gegner gefunden. Sein heftigster und auch bis zu seinem Tode nicht überzeugter Gegner war **Pettenkofer**, der als einer der ersten an einen belebten Erreger der

Cholera gedacht, ihn sich aber anders vorgestellt hatte, als es sich schließlich herausstellte, und der von der Harmlosigkeit des Cholerabazillus so durchdrungen war, daß er und sein Mitarbeiter R. Emmerich nicht zögerten, vollvirulente Cholerabakterien zu sich zu nehmen, worauf sie nicht unbedenklich erkrankten. Auch Schottelius, Finkler, Prior und Deneke zweifelten lange, letztere, weil es ihnen gelang, Kommabazillen zu finden, die mit Cholera nichts zu tun hatten. Jeder derartige Befund, und in der Folgezeit fand man an 400 Kommabazillen verschiedener Art und Herkunft, trug nur zur Vervollkommnung der Methoden zur Unterscheidung des Cholerabazillus von ähnlichen Mikroorganismen bei, nicht aber zur Erschütterung seiner Anerkennung als Erreger der asiatischen Cholera. Heute sind die Stimmen des Zweifels verstummt, und die aetiologische Bedeutung der Cholerabakterien endgültig festgestellt.

Neben den weltbewegenden Fragen der Entstehung und Bekämpfung großer Volkskrankheiten – Tuberkulose, Pocken, Cholera — traten an Koch im Gesundheitsamte beständig kleinere und doch auch bedeutsame Aufgaben heran, die er durch langwierige und mühselige Untersuchungen zu klären, und über die er an Reich, Staat oder Kommunen Gutachten zu erstatten hatte. Einmal waren es Fragen der Wasserversorgung oder der Abwässerbeseitigung, andermal galt es der Reinigung und Wiederverwendung gebrauchter Verbandmittel, dann wieder der Begutachtung einer Desinfektionsanstalt, einer Lazarettbaracke usw.. Alle diese Aufgaben nahm Koch mit Eifer in Angriff. Sein Amt als Regierungsrat im Gesundheitsamte war also nicht nur das eines frei forschenden Gelehrten, wie der Fernerstehende vielleicht annahm, es umfaßte auch eine Fülle von Pflichten, die mit Anstrengung und Kleinarbeit verbunden waren.

Das Bild von Kochs Tätigkeit im Kaiserlichen Gesundheitsamt wäre nicht vollständig, wenn nicht einer

Veranstaltung gedacht würde, die unter seiner Mitwirkung zustande gekommen ist, der **Hygieneausstellung** in Berlin. Zwar wurde sie 1883 vor ihrer Eröffnung ein Raub der Flammen, aber ihre Veranstalter ließen sich dadurch nicht irre machen, sondern gingen mit zähem Eifer an ihren Wiederaufbau. Wie ein Phönix aus der Asche erstand sie 1884 aufs neue und wurde zu einem mächtigen Anstoß für die weitere Entwicklung der öffentlichen Gesundheitspflege.

Das Zusammenarbeiten von Hygienikern und Technikern, von Theorie und Praxis, dem diese Ausstellung ihre Entstehung verdankt, und auf das K o c h von jeher und bis an sein Ende den größten Wert gelegt hat, führte zur Begründung einer zwanglosen wissenschaftlichen Gesellschaft, der **Hygienischen Vereinigung,** durch K o c h, R i e t s c h e l, P i s t o r, H e r z b e r g, H e n n e b e r g, G a f f k y und andere, die K o c h besonders am Herzen gelegen, und die er bis zu seinem Heimgange regelmäßig besucht hat. Sie steht noch heute in Blüte.

IV. Professor der Hygiene an der Universität.

Es wurde bereits erwähnt, daß seit K o c h s Berufung an das Gesundheitsamt eine von Jahr zu Jahr wachsende Anzahl von deutschen und ausländischen Ärzten sein Laboratorium aufsuchte, um mit seinen Methoden, die zu so bemerkenswerten Entdeckungen geführt hatten, vertraut zu werden. Dies nahm nach der Aufklärung der Aetiologie der Tuberkulose im Jahre 1882 und der Cholera im Jahre 1884 so zu, daß das in erster Linie für praktische Arbeiten bestimmte Laboratorium den immer zahlreicher werdenden Teilnehmern an den Demonstrationen nicht mehr ohne Störung des Betriebes Aufnahme gewähren konnte. Auch gewann die medizinische Fakultät der Universität die Überzeugung, daß diese Belehrungen nicht auf Ärzte beschränkt werden dürften, sondern auch Studierenden zugänglich gemacht werden müßten, und daß hierzu die Errichtung einer Hygieneprofessur an der Universität unerläßlich wäre. Mit einem Institut verbundene Hygieneprofessuren gab es damals nur an zwei deutschen Universitäten, eine in München, die Max v. Pettenkofer bekleidete, und eine in Göttingen, die 1881 für C. Flügge errichtet worden war. In Berlin wurden nur Vorlesungen für öffentliche Gesundheitspflege gehalten, und zwar durch meinen Vorgänger im Kultusministerium, Geheimen Obermedizinalrat K. Skrzeczka, der, wie auch ich später, im Nebenamte außerordentlicher Professor an der Universität war. Auch Flügge war damals noch außerordentlicher und wurde erst 1885 ordentlicher Professor. Kultusminister v. Goßler und Geheimrat Althoff, der geniale Referent für die Universitäten im Ministerium, setzten die Errichtung einer ordentlichen Professur durch, die Koch zugleich mit der Direktion eines neu zu errichtenden Hygienischen Instituts am 1. April 1885 übertragen wurde. Koch erhielt den Charakter als Geheimer Medizinalrat und schied aus der Zahl der ordentlichen Mitglieder des Gesundheitsamtes aus, blieb ihm aber als außerordentliches Mitglied erhalten und trat später bei Errichtung des Reichsgesundheitsrates in diesen über.

Das Hygienische Institut wurde zunächst in der gerade frei gewordenen früheren Gewerbeakademie, Klosterstraße 36 an der Ecke der Sieberstraße, untergebracht; es war ein zweistöckiger Bau mit geräumigen Zimmern und Sälen, die zum Teil als Hörsäle, zum Teil als bakteriologische und chemische Laboratorien eingerichtet wurden. Ihre Herrichtung mußte schnell geschehen, weil Koch bereits am 3. November 1885 seine Vorlesungen begann, ihre endgültige Fertigstellung schritt jedoch nur langsam vor. Als ich im Oktober 1887 zu Koch kam, war eine Reihe von Räumen noch unmöbliert; als ich nach der Bibliothek fragte, zeigte man mir in einem Saale ungeöffnete Kisten und auf dem Fußboden liegende Bücher, die ich in monatelanger Arbeit erst ordnete, die Regale für die Bücher erschienen erst 1888 und 1889. Im Erdgeschoß wurden die von der Hygiene-Ausstellung 1884 herrührenden Geräte, Apparate, Modelle usw. zu einem „Hygiene - Museum" zusammengestellt, zu dessen Kustos E. v. Esmarch bestellt und das von der Bevölkerung gerne besucht wurde; daneben, wenig zur Freude von Koch und seinen Assistenten, ein „Trachtenmuseum", das mit Hygiene nichts zu tun hatte, für das sich aber R. Virchow interessierte. Assistent am Institut wurde C. Fränkel, Volontärassistenten Petri und Frank; außerdem wurden regelmäßig zwei Stabsärzte vom Heere und einer von der Marine auf drei, beziehungsweise auf zwei Jahre zum Institut kommandiert, von denen aus jener Zeit Plagge, Weißer, Globig, ich, R. Pfeiffer, Nocht, Behring und Wernicke genannt seien. Von den im Institut tätigen Ausländern stehen mir Babes aus Bukarest, Frank aus Budapest und Kitasato aus Tokio in Erinnerung, von den Besuchern Herzog Dr. Karl Theodor in Bayern, ein besonderer Verehrer Kochs.

Die Ausarbeitung seiner Vorlesung machte Koch Mühe. Zwar hatte er als Kreisphysikus und im Gesundheitsamt Fragen aus allen Zweigen der Hygiene bearbeitet, sich aber seit 1875 hauptsächlich mit Infektionskrankheiten beschäftigt. Jedoch nahm er diese Aufgabe mit Eifer in Angriff und wußte seine Vorlesungen durch Tafeln, Tabellen, Abbildungen und Modelle von hygienischen Einrichtungen lebendig zu gestalten. Ich habe während meiner Zugehörigkeit zum Institut 1887 bis 1889 keine seiner Vorlesungen versäumt und kann bezeugen, daß er keineswegs, wie man ihm wohl nachgesagt hat, einseitiger Bakteriologe, sondern ein gründlich durchgebildeter Hygieniker von Verständnis für alle Fragen der Gesundheitspflege gewesen ist. Er hielt seine Vorlesungen mit seinem klangvollen Organ in fließender Rede und wirkte niemals ermüdend. Mit Vorliebe besuchte er mit Assistenten und Zuhörern hygienisch bemerkenswerte Einrichtungen, wie Wasserwerke, Schlacht- und Viehhöfe,

Fabriken und Gewerbebetriebe, Rieselfelder und andere Kanalisationsanlagen; überall wurde er wegen seines Ansehens und seiner Freundlichkeit gern gesehen und geführt. Auf seine Mitarbeiter und Hörer wirkte er überaus anregend und erzog sie durch Wort und Beispiel zu zielbewußten Hygienikern.

Hier sei Kochs Persönlichkeit gedacht, wie sie mir aus jener Zeit in Erinnerung ist. Er stand in der Mitte der Vierziger Jahre, war übermittelgroß, schlank, ebenmäßig gebaut und hatte dunkelbraunes Haar und Vollbart. Wegen seiner starken Kurzsichtigkeit trug er beständig eine Brille. In seiner Redeweise war er klar und bestimmt und liebte dasselbe auch bei denen, die mit ihm zu tun hatten. Gegen Fremde war er zurückhaltend, zumal wenn er Grund hatte anzunehmen, daß Neugierde sie zu ihm führte. Seinen Mitarbeitern gegenüber war er stets bereit zu hören, zu raten und zu helfen. Seine Arbeitszeit begann früh und dauerte bis in die späten Nachmittags- und Abendstunden. Trotzdem fand er zuweilen Zeit zur freundschaftlichen Aussprache bei Wein und Bier, gelegentlich auch zu einem Ausfluge mit Freunden, Assistenten und deren Damen. Bei diesen Gelegenheiten und bei den Referierabenden, die er regelmäßig hielt, setzte er durch sein untrügliches Gedächtnis in Erstaunen und erfreute durch Mitteilung wertvoller Erinnerungen, namentlich von seinen Reisen, die er lebhaft und anschaulich vortrug, so daß es ein Genuß war, ihm zuzuhören.

Vorlesungen, Kurse, Prüfungen und Gutachten empfand er je länger desto mehr als Last, weil sie ihn der wissenschaftlichen Arbeit entzogen. Die Vorlesungen und Prüfungen hielt er trotzdem stets selbst ab, die Kurse dagegen, und zwar auch die für sie eingehenden Honorare, überließ er seinen Assistenten; auch die Verwaltung des Instituts überließ er, soweit angängig, dem ersten Assistenten und dem Sekretär, die ihn nur über die wichtigeren Dinge auf dem Laufenden zu erhalten hatten. Wöchentlich mehrmals ging er durch die Laboratorien und besprach mit jedem einzelnen Assistenten und Praktikanten die Arbeiten, die sie übernommen hatten, hörte ihnen aufmerksam zu und gab ihnen Anregungen und Ratschläge. Sie beschäftigten sich keineswegs nur mit Infektionskrankheiten, sondern mit allen Zweigen der Gesundheitspflege. Der Bakteriengehalt der Luft, des Bodens und des Wassers, die Reinigung des Trinkwassers durch Filtration, die Prüfung der verschiedensten Desinfektionsmittel und Apparate, Fragen aus dem Gebiete der Bekleidung, der Schulgesundheitspflege (Schulkurzsichtigkeit), der Nahrungsmittelhygiene (Milch), der Abwässerbeseitigung usw. waren Gegenstand grundlegender Bearbeitung. Auch übernahm das Institut die laufende bakteriologische Überwachung der Berliner Wasserwerke. Viele dieser Arbeiten sind auf K o c h s eigene Anregung zurückzuführen und zum Teil sein geistiges Eigentum. Ihre Ergebnisse wurden meist in der „Z e i t s c h r i f t f ü r H y g i e n e" veröffentlicht, die von K o c h und F l ü g g e begründet worden ist und im Laufe der Jahre eine stattliche Zahl von Bänden erreicht hat.

Zur gemeinsamen Bearbeitung von Themen mit Assistenten, wie er es im Gesundheitsamt geliebt hatte, kam K o c h jedoch im Institut nicht mehr. Als ihm seine Zeit wieder wissenschaftliches Arbeiten erlaubte, arbeitete er allein, nicht selten, um nicht gestört zu werden, bei verschlossenen Türen; manchmal war er tagelang für niemand zu sprechen, besonders 1889 und 1890. Nur an den Hekatomben getöteter Meerschweinchen, die sein Diener M e i n h a r d t aus seinem Laboratorium herausbrachte, konnte man entnehmen, daß er zugegen und in eine wichtige Arbeit vertieft war. Um was es sich jedoch dabei handelte, wußten nur wenige seiner Vertrauten.

Mit dem Ergebnis seiner geheimnisvollen Arbeit überraschte K o c h die wissenschaftliche Welt in einer Rede „Ü b e r b a k t e r i o l o g i s c h e F o r s c h u n g", die er im Jahre 1890 in Berlin auf dem X. Internationalen medizinischen Kongresse hielt. Er teilte mit, daß er Substanzen gefunden hätte, „welche nicht allein im Reagensglase, sondern auch im Tierkörper das Wachstum der Tuberkelbazillen aufzuhalten imstande sind".... daß Meerschweinchen..., wenn man sie der Wirkung einer solchen Substanz aussetzt, auf eine Impfung mit tuberkulösem Virus nicht mehr reagieren, und daß bei Meerschweinchen, welche schon in hohem Grade an allgemeiner Tuberkulose erkrankt sind, der Krankheitsprozeß vollkommen zum Stillstand gebracht werden kann, ohne daß der Körper von dem Mittel etwa anderweitig nachteilig beeinflußt wird.

Die hierdurch in den Bereich der Möglichkeit gerückte Heilbarkeit der Tuberkulose machte ungeheures Aufsehen in der ganzen Welt und weckte den Wunsch, Genaueres zu erfahren. Koch veröffentlichte noch im Herbst 1890 in Nr. 46 der „Deutschen med. Wochenschrift" „Weitere Mitteilungen über ein Heilmittel gegen Tuberkulose". Er berichtete darin über Heilungsversuche von Libbertz und E. Pfuhl an Kranken, die von v. Bergmann und Köhler, Brieger, Fräntzel und Levi zur Verfügung gestellt waren; diese hatten ergeben, daß das Mittel eine spezifische Wirkung auf tuberkulöse Prozesse ausübte, welcher Art sie auch sein mochten; daß es in Gaben von 0,01 cm^3 ein zuverlässiges Diagnosticum und in Gaben von 0,001 cm^3 und darüber ein Heilmittel wäre, das bei Lupus, Drüsen-, Knochen-, Gelenk- und Lungentuberkulose, zumal in den Anfangsstadien gute Wirkungen verspräche. Er gab genaue Anweisungen über die Anwendung des Mittels, ohne sich zunächst über seine Natur zu äußern. Von besonderer Bedeutung war der Ausspruch: „Nach diesen Erfahrungen möchte ich annehmen, daß beginnende Phthisis durch das Mittel mit Sicherheit zu heilen ist."

Die heutigen Ärzte können sich kaum eine Vorstellung von der Wirkung machen, die diese Mitteilungen auf die damaligen Ärzte und auf die Kranken ausübte. Jeder Phthisiker, auch im vorgeschrittensten Stadium, wollte mit dem neuen Mittel behandelt werden, ob sein Arzt damit einverstanden war oder nicht, und es fanden sich zahlreiche Ärzte bereit, trotz der von Koch empfohlenen Vorsichtsmaßregeln auf die Wünsche der Kranken einzugehen. Es erhob sich eine förmliche Völkerwanderung von Phthisikern nach Berlin, auch von solchen im verzweifeltsten Zustand, die Krankenhäuser, Kliniken und Fremdenpensionen wurden von ihnen überschwemmt. Das mußte die kritische Prüfung des Mittels auf das äußerste erschweren und zu Mißerfolgen führen, die denn auch nicht ausblieben und nun den Erfolg hatten, daß der Enthusiasmus vielfach absprechenden Urteilen Platz machte. Es scheint fast, als ob Koch sich unter einem sanften Druck von angesehener Seite zur Veröffentlichung entschlossen hätte, ehe die Prüfung zu einem ganz zuverlässigen Abschluß geführt hatte, während die Öffentlichkeit der Ansicht war, daß ein Zweifel an der Heilkraft des Mittels nicht mehr angebracht wäre.

Kochs Name war nun wieder in Aller Munde. Kaiser Wilhelm II. verlieh ihm das **Großkreuz des Roten Adlerordens**, eine Ehrung, die bis dahin noch keinem Arzte zuteil geworden war. Kochs Geburtsstadt **Clausthal** und die Hauptstadt **Berlin** ernannten ihn zu ihrem Ehrenbürger, er war auch **Rektor** der Universität Berlin für das Jahr 1890/91. Kultusminister v. Goßler und Geheimrat Althoff faßten den Plan, Koch von der Lehrtätigkeit und der Leitung des Instituts zu entbinden und für ihn ein lediglich für wissenschaftliche Forschung bestimmtes Institut ins Leben zu rufen. Schon in den preußischen Haushaltsetat für 1891 wurden die Mittel für das neue „**Institut für Infektionskrankheiten**" eingestellt. Am 1. Juli 1891 wurde es eröffnet. Koch legte die ordentliche Hygieneprofessur nieder, verblieb jedoch als **ordentlicher Honorarprofessor** in der medizinischen Fakultät. Auch aus der Wissenschaftlichen Deputation für das Medizinalwesen schied er auf seinen Wunsch aus. Sein Nachfolger in der Hygieneprofessur wurde Max Rubner in Marburg, ein Schüler von Max v. Pettenkofer. Koch hätte gern Flügge oder einen seiner eigenen Schüler als Nachfolger gesehen, allein die Fakultät wollte unter dem Einfluß von Virchow und Liebreich diese Professur nur einem allseitig durchgebildeten Hygieniker übertragen wissen.

Von den äußeren Ehren, die Koch während seiner Professorenzeit erfuhr, seien noch folgende genannt: Anläßlich des 500jährigen Jubiläums der Universität Heidelberg wurde er 1886 zum Ehrendoktor der philosophischen Fakultät gewählt. 1887 erhielt er den Russischen Stanislausorden 1. Kl. 1888 wurde er Generalarzt 2. Kl. und ordentlicher Professor an der Kaiser Wilhelms-Akademie für das militärärztliche Bildungswesen. Gelegentlich des 800jährigen Jubiläums der Universität Bologna wurde er 1888 zum Ehrendoktor gewählt. 1889 wurde er Ehrenmitglied der medizinisch-chirurgischen Akademie in Perugia.

In jener Zeit erfolgte auch in Kochs Privatleben eine Wendung. Im Jahre 1888 hatte sich seine Tochter Gertrud mit dem damaligen Stabsarzt Dr. Eduard Pfuhl verheiratet. Seitdem trat zwischen Koch und seiner Gattin Emmy eine Entfremdung ein, die Anfang Juni 1893 zur gerichtlichen Scheidung ihrer Ehe führte. Anfang 1890 hatte er das Haus in Clausthal, in dem er aufgewachsen, und das von der Familie verkauft worden war, zurückgekauft und renovieren lassen. Er überließ es nun Frau Koch und sorgte auch sonst für sie, die vermögenslos war. Dort lebte sie bis zu ihrem Tode am 3. Dezember 1913. Das Haus ging damals in den Besitz von Frau Gertrud Pfuhl über. Im August 1893 ging Koch eine zweite Ehe ein mit dem um 29 Jahre jüngeren Fräulein E. F. Hedwig Freiberg. Die Ehe ist kinderlos geblieben.

Eine an Arbeit reiche Zeit schloß für Koch mit seinem Scheiden aus der Hygieneprofessur ab. Er hatte sich als akademischer Lehrer und als Pfadfinder auf hygienischem Gebiet bewährt. Aber seine Veranlagung lag anderswo. Die Bekämpfung der Infektionskrankheiten war seine Bestimmung. Ein gütiges Geschick ermöglichte ihm, sich nun ausschließlich dieser Aufgabe zu widmen.

V. Direktor des Instituts für Infektionskrankheiten.

Das Institut für Infektionskrankheiten wurde, wie seinerzeit das Hygienische Institut, zunächst behelfsweise in vorhandenen Räumen untergebracht und erhielt erst zehn Jahre später ein eigenes Gebäude. Da Koch entscheidenden Wert darauf legte, es in unmittelbarer Nähe eines großen Krankenhauses und in enger Verbindung mit einer Krankenabteilung errichtet zu sehen, so wurde eine direkt bei der Charité gelegene Gruppe von Wohnhäusern, das sogenannte Triangel, für die Unterbringung des Instituts gemietet, und es wurden auf dem wenig tragfähigen Gelände zwischen Charité und Stadtbahn zehn Baracken für Kranke erbaut. Die Assistenten und das übrige Personal, die Apparate und Instrumente zur mikroskopischen und mikrophotographischen Untersuchung sowie den größten Teil der Bibliothek nahm Koch in das neue Institut mit. Es erhielt zwei Abteilungen, eine wissenschaftliche und eine Krankenabteilung. Koch leitete die Arbeiten der Assistenten und Praktikanten genau wie früher am Hygienischen Institut und machte mit diesen täglich in allen Baracken eine mehrstündige klinische Visite. Ich habe diese bei Beurlaubungen nach Berlin wiederholt mitgemacht und mich dabei von der Sorgfalt überzeugt, mit der Koch jeden Kranken untersuchte und den Heilplan für ihn begutachtete, und wie er wieder der gütige Arzt war, den seine Wollsteiner Patienten so sehr in ihm verehrt hatten.

Am meisten interessierte ihn in der ersten Zeit die **Tuberkulose** und die Prüfung seines Heilmittels. In der „Deutschen medizinischen Wochenschrift" 1891, Nr. 3, teilte er mit, daß es ein Glyzerinextrakt aus Reinkulturen der Tuberkelbazillen wäre; in derselben Zeitschrift 1891, Nr. 43 beschrieb er die Herstellung und Anwendung des „Tuberkulin", wie er es nannte, unter Beifügung chemischer Analysen von Brieger und Proskauer. Die medizinische Literatur füllte sich alsbald mit zahllosen Veröffentlichungen von Klinikern, pathologischen Anatomen und praktischen Ärzten über Versuche mit dem Mittel; begeisterte Anhänger und vorsichtig prüfende oder ganz ablehnende Kritiker standen einander gegenüber. Koch ließ sich dadurch in der weiteren Erprobung und Vervollkommnung seines Heilverfahrens nicht stören. Die Ergebnisse dieser unermüdlichen Arbeit teilte er in der „Deutschen medizinischen Wochenschrift" 1897, Nr. 14 mit, sie führten zur Darstellung neuer Tuberkulinpräparate — TA, TO, TR —, die einfacher in der Anwendung und sicherer in der Wirkung waren als das Alttuberkulin. Inzwischen wogte der Kampf um das Tuberkulin weiter. Heute zweifelt wohl niemand mehr an seiner diagnostischen Bedeutung und an gewissen Heilwirkungen in den Anfängen der Tuberkulose, die genaue Befolgung der von Koch gegebenen Vorschriften vorausgesetzt. Aber ein voller Erfolg war dem Tuberkulin nicht beschieden. Die Tuberkulingemeinde ist kleiner geworden, der Enthusiasmus von damals verschwunden. Koch beobachtete das nicht ohne Verstimmung und ließ seine Tuberkulosearbeiten einige Jahre lang ganz ruhen.

Im Jahre 1892 trat das Institut fast ausschließlich in den Dienst der Bekämpfung der **Cholera**, die Ende Februar von Indien aus einen neuen Wanderzug angetreten hatte, und zwar diesmal nicht auf dem Seewege nach Ägypten, sondern zu Lande über Afghanistan und Persien nach R u ß l a n d. Im Juli trat sie in P e t e r s b u r g, im August in L e H a v r e und am 17. August in H a m b u r g auf. Hier kam es zu einer gewaltigen Epidemie, die über 9000 Todesfälle verursachte; von dort aus verbreitete sich die Cholera nach mehr als 300 preußischen Orten. K o c h begab sich auf Ersuchen des Senats zusammen mit G a f f k y nach Hamburg, wo es ihrer Umsicht gelang, der Seuche in kurzer Zeit Herr zu werden. Währenddessen arbeiteten seine Mitarbeiter im Institut eifrig an der Diagnose und Bekämpfung der Cholera und traten ihr auch bei Seuchenausbrüchen ausserhalb Berlins entgegen. Die „Zeitschrift für Hygiene" brachte 1893—1895 zahlreiche grundlegende Choleraarbeiten aus dem Institut, z. B. „Wasserfiltration und Cholera", „Über den augenblicklichen Stand der Choleradiagnose", „Die Cholera in Deutschland während des Winters 1892/93", „Die Maßregeln zur Bekämpfung der Cholera". Von besonderer Bedeutung war die Festlegung eines bestimmten P l a n e s f ü r d i e U n t e rs u c h u n g choleraverdächtiger Erkrankungen, der für alle deutschen Sachverständigen obligatorisch wurde und sich in der Folgezeit glänzend bewährt hat. Auch die Lebensverhältnisse der Cholerabakterien im Darm von Cholerarekonvaleszenten, ihr Verhalten außerhalb des menschlichen Körpers — in der Milch, im Hühnerei —, die Frage der Choleraimmunität wurden eifrig erforscht.

Das **Studium anaerober Bakterien** führte zur Züchtung des T e t a n u s b a z i l l u s durch K i t a s a t o, Untersuchungen über das Verhalten des Blutes und des B l u t s e r u m s bei gewissen Infektionskrankheiten zur Entdeckung des D i p h t h e r i e h e i l s e r u m s und des T e t a n u s h e i l s e r u m s durch E. B e h r i n g, deren weitere Vervollkommnung zu wirksamen Heilsubstanzen unter Mitwirkung von P. E h r l i c h und W e r n i c k e gelang.

Im September 1896 bereiste K o c h im Auftrage des Kultusministers den Kreis Memel, um die dort vorkommenden

Leprakranken, auf die die Medizinalverwaltung schon seit Jahren aufmerksam gemacht hatte, zu begutachten und Maßregeln zur Bekämpfung des Aussatzes zu treffen. Er stellte das fast regelmäßige Vorkommen der von A. Hansen und A. Neisser entdeckten Leprabazillen im Nasenschleim der Kranken fest, empfahl die Einführung der Anzeigepflicht für Aussatz und die Errichtung eines Lepraheimes. Die Anzeigepflicht wurde am 22. Januar 1897 in Preußen eingeführt, ein nach meinen Plänen erbautes Lepraheim in der Plantage bei Memel am 20. Juli 1899 seiner Bestimmung übergeben.

Die in den 90er Jahren in Deutschland festgestellte Zunahme der **Tollwut** unter den Hunden und der Bißverletzungen von Menschen veranlaßte Koch, das von Pasteur empfohlene Schutzimpfungsverfahren eingehend zu prüfen und die Errichtung einer Wutstation zur Behandlung bißverletzter Personen beim Institut für Infektionskrankheiten zu beantragen. Dem Antrage wurde stattgegeben, und seither werden jahraus, jahrein zahlreiche Impfungen im Institut ausgeführt und es wird eine erhebliche Anzahl von tollen Tieren Gebissener vor der Erkrankung an Wut bewahrt. Später kam es zur Errichtung einer zweiten Tollwutstation beim Hygienischen Institut der Universität Breslau.

In der zweiten Hälfte der 90er Jahre traten noch andere Aufgaben an Koch heran. Neben durch Bakterien verursachten Krankheiten, von denen nun schon so viele von Koch und seinen Schülern erforscht und unschädlich gemacht worden waren, wurden in steigender Anzahl menschliche und tierische Krankheiten entdeckt, die durch kleinste tierische Mikroorganismen, **Protozoën,** verursacht werden. Dies war zuerst bei der **Malaria** der Fall, deren Erreger von Laveran entdeckt und von Celli, Guarnieri, Marchiafava, Golgi u. A. genauer studiert worden waren. Sie war früher in Deutschland, namentlich in feuchten und sumpfigen Gegenden, sehr verbreitet gewesen, in neuerer Zeit dagegen mehr und mehr zurückgetreten. In Afrika aber war sie noch so stark verbreitet, daß sie den schwarzen Kontinent für Europäer höchst gefährlich, ja fast besiedelungsunfähig machte und das Haupthindernis für das Gedeihen unserer Kolonien war. K o c h wurde auf die tropische Malaria auf einer Forschungsreise aufmerksam, die er in den Jahren 1896—98 auf Ersuchen der Kolonialregierung nach Britisch-Südafrika unternahm.

Die **Rinderpest** hatte sich nämlich auf ihrem Wanderzuge von Ägypten aus, wo sie den gesamten Viehbestand vernichtet hatte, durch ganz Afrika in Transvaal, dem Oranje-Freistaat und Basutoland ausgebreitet und bedrohte die Kapkolonie. Die Kolonialregierung suchte sich durch eine energisch durchgeführte Grenzsperre zu schützen, in der Befürchtung aber, daß dies auf die Dauer nicht gelingen würde, berief sie im Oktober 1896 K o c h, um die Bekämpfung der Seuche zu leiten. K o c h leistete diesem Ersuchen mit Genehmigung des Kultusministers Dr. B o s s e Folge und begab sich zusammen mit Oberstabsarzt K o h l s t o c k nach Kimberley. Hier suchte er vergeblich nach dem Erreger der Krankheit, der anscheinend für unsere heutigen Untersuchungsinstrumente zu klein ist; dagegen gelang es ihm festzustellen, daß Tiere, die die Krankheit überstehen, dadurch eine weitgehende Immunität erwerben und daß das Blut und die Galle von Tieren, die an der Krankheit sterben, immunisierende Eigenschaften besitzen. K o c h und K o h l s t o c k immunisierten erfolgreich mit Galle, K o l l e, der später für Kohlstock eintrat, machte zusammen mit T u r n e r erfolgreiche Versuche mit einem Gemisch von Blutserum mit virulentem Blut. Es gelang ihnen, der Seuche Herr zu werden, was die englische Regierung öffentlich und mit Dank anerkannte. Nach Ansicht Kolles wurden etwa 2 Millionen Rinder durch Schutzimpfung gerettet. Kurz vor Abschluß dieser Arbeiten mußte K o c h auf Ersuchen der deutschen Regierung Afrika verlassen, um sich zum Studium der Pest nach Ostindien zu begeben.

Die orientalische Beulenpest, die im Mittelalter wiederholt auf der ganzen Erde gewaltige Verheerungen unter den Menschen angerichtet, seit dem 17. und 18. Jahrhundert aber allmählich abgenommen hatte und anscheinend verschwunden war, trat 1896 wieder heftig in Vorderindien, namentlich in Bombay und Madras, auf. Mehrere europäische Regierungen, auch die deutsche, entsandten Expeditionen zur Erforschung der Seuche an Ort und Stelle. Koch wurde an die Spitze der deutschen Expedition gestellt, konnte aber erst im Mai 1897 aus Afrika in Bombay eintreffen, während die übrigen Mitglieder, Gaffky, R. Pfeiffer, Dieudonné und Sticker, früher ankamen. Von der Kommission wurde die aetiologische Bedeutung des von Kitasato und Yersin entdeckten Pestbazillus bestätigt, das von Yersin angegebene Immunisierungsverfahren mit abgetöteten Pestkulturen nachgeprüft und vervollkommnet, vor allem aber die ausschlaggebende Rolle festgestellt, die bei der Ausbreitung der Pest die Ratten spielen. Koch und Gaffky besuchten auch die Nordwestprovinzen Vorderindiens, in denen schon A. Hirsch die Heimat der Pest vermutet hat, und erkannten in einer dort einheimischen, Mahamari genannten Krankheit die echte Pest. Im Jahre 1898 gelang es Koch zusammen mit Zupitza, eine in der Umgebung des Viktoria Njansa in Ostafrika einheimische, Kampuli genannte Krankheit gleichfalls als Pest zu erkennen und so neben dem indischen einen schon lange vermuteten zweiten Pestherd im Innern von Afrika nachzuweisen.

Koch reiste früher als seine Begleiter aus Indien ab, um sich auf Einladung des Gouverneurs von Deutsch-Ostafrika, Graf Götzen, nach Daressalam zu begeben, die dortige Verbreitung der Rinderpest zu studieren und Ratschläge zu ihrer Bekämpfung zu erteilen. Hiebei konnte er feststellen, daß es sich in Wirklichkeit nicht um Rinderpest, sondern um ganz andere Krankheiten handelte, die Tsetsekrankheit und das Texasfieber.

Die in Afrika sehr verbreitete **Tsetsekrankheit**, als deren Erreger B r u c e 1894 ein im Blut lebendes Protozoon, das T r y p a n o s o m a, entdeckt hatte, kommt bei fast allen Haustieren vor und wird durch den Stich der T s e t s e f l i e g e verbreitet. K o c h fand sie in den Tälern des Ruaha und anderer Flüsse, in denen das Fieber vorkommt, zeigte, daß eine direkte Übertragung der Krankheit von einem Haustier auf ein anderes nicht möglich ist, und daß auch die Ratten dabei keine Rolle spielen, weil das in ihrem Blute vorkommende Trypanosoma von dem Erreger der Tsetsekrankheit verschieden ist.

K o c h führte weiter den Nachweis, daß der größte Teil der an der Küste von Deutsch-Ostafrika vorkommenden Rindererkrankungen **Texasfieber** war. Diese, auch H ä m o - g l o b i n u r i e genannte Erkrankung der Rinder war vordem nur in Amerika bekannt gewesen; sie wird, wie S m i t h und K i l b o r n e 1893 gezeigt hatten, durch einen an den roten Blutkörperchen schmarotzenden tierischen Mikroorganismus, das P y r o s o m a b i g e m i n u m verursacht und durch den Stich bestimmter Zecken übertragen. K o c h stellte den Entwicklungsgang des Pyrosoma fest und gab Vorschriften für die Bekämpfung der Krankheit, die sich bewährten. Bemerkenswert ist der von ihm geführte Nachweis, daß auch die jungen Zecken aus Eiern, die von mit Pyrosoma infizierten Zecken gelegt waren, Pyrosoma in ihrem Körper beherbergen und Texasfieber übertragen können.

Nach seiner Rückkehr aus Indien nach Deutsch-Ostafrika studierte K o c h die dort sehr verbreitete **Malaria**, die für dieses Land von umso größerer Bedeutung ist, als andere in Europa gefürchtete Krankheiten, wie Typhus, Diphtherie, Tuberkulose und Dysenterie dort nur sehr wenig vorkommen. Früher glaubte man, daß besonders zwei Formen der Malaria in den Tropen vorkämen, die Q u o t i d i a n a, welche mit täglich wiederkehrendem Fieber verläuft, und das S c h w a r z w a s s e r f i e b e r, auch perniciöses Fieber genannt. Koch aber erkannte die tropische Malaria als eine Tertiana, die sich von der europäischen Tertiana dadurch unterscheidet, daß der einzelne Fieberanfall erheblich länger dauert als bei jener; einen echten quotidianen Fiebertypus beobachtete er dagegen überhaupt nicht. Neben der tropischen kam in vereinzelten Fällen auch europäische Tertiana und noch seltener Quartana in Deutsch-Ostafrika vor. Diese 3 verschiedenen Malariaformen werden durch 3 verschiedene Varietäten der sogenannten Malariaplasmodien, die an den roten Blutkörperchen des Kranken schmarotzen, erzeugt. Er stellte die Inkubationsdauer auf durchschnittlich 11 Tage fest, gewann die Überzeugung, daß die Krankheit durch den Stich von Moskitos übertragen wird, und gab genaue Vorschriften über die prophylaktische und therapeutische Behandlung mit Chinin.

Bezüglich des Schwarzwasserfiebers, einer schweren Hämoglobinurie mit einer Mortalität von 16 — 21 %, konnte Koch durch Beobachtung der Kranken und mikroskopische Untersuchung ihres Blutes den Nachweis führen, daß es mit tropischer Malaria nichts zu tun hat. Von 16 untersuchten Kranken hatten 14 gar keine Malariaparasiten im Blut, 2 die der Tertiana. Kochs Ansicht nach entsteht die Krankheit in der Regel infolge zu starker oder unzweckmäßiger Anwendung von Chinin.

Von seiner Reise nach Afrika und Indien, auf der ihn seine Frau begleitet hatte, kehrte Koch am 20. Mai 1898 nach Berlin zurück. Am 9. Juni hielt er einen Vortrag in der Deutschen Kolonialgesellschaft über „Ärztliche Beobachtungen in den Tropen", in dem er die Ergebnisse seiner Malariaforschungen zusammenfaßte und mit berechtigter Genugtuung sagte, daß er „der Malariaforschung neue Wege gebahnt und neue Ziele gesteckt habe", und mit der Mahnung schloß: „Bedenken Sie stets, daß, wenn unsere Hoffnungen in betreff der weiteren Erforschung der Malaria sich erfüllen und wir schließlich, wie ich nicht zweifle, vollständig Herren der Krankheit werden, dies gleichbedeutend sein würde mit der friedlichen Eroberung der schönsten und fruchtbarsten Länder der Erde!"

Koch hielt es im Interesse unserer Kolonien und unserer Armee (Malariaprophylaxis im Kriege) für unerläßlich, daß die Malariastudien unverzüglich fortgesetzt würden, und beantragte die Entsendung einer neuen Expedition nach Fiebergegenden in den Tropen, zunächst aber einer Vorexpedition nach Italien. Diesem Antrage wurde stattgegeben.

Koch, R. Pfeiffer und Kossel studierten in der Zeit vom 11. August bis 2. Oktober 1898 die Malaria in der Poebene — Mailand, Pavia —, in Rom und der Campagna und stellten fest, daß die in Italien verbreiteten Aestivoautumnalfieber echte Tertiana und in nichts vom Tropenfieber verschieden, und daß die von Laveran beschriebenen „Halbmonde" im Blute von Malariakranken die Spermatozoen der Parasiten sind.

Im April 1899 trat Koch die große Malariareise an, auf der ihn Prof. Frosch und Stabsarzt Ollwig begleiteten. Sie studierten zunächst die Malaria in den toskanischen Maremmen bei Grosseto mit Unterstützung von Prof. Gosio. Sie fanden neben Tertiana hauptsächlich das mit der Tropica identische Aestivoautumnalfieber, daneben vereinzelt Quartana, und stellten das Zusammenfallen der Fieberzeit mit der Flugzeit der Mücken fest. Sie fanden vier verschiedene Arten von Mücken und kamen auf Grund ihrer mikroskopischen Untersuchung zu der Überzeugung, daß nur zwei Arten, die die Malariaparasiten in ihrem Körper enthielten, für die Übertragung der Krankheit in Frage kommen, Anopheles maculipennis und Culex pipiens.

Von Italien begab sich die Expedition nach Java, wo infolge der ausgedehnten unentgeltlichen Abgabe von Chinin an die Bevölkerung die Malaria sehr zurückgegangen war. Tierversuche, namentlich an menschenähnlichen **Affen** — Orang-Utang, Hylobates agilis, Hylobates syndactylus — ergaben die Unempfänglichkeit von Tieren für Malaria und den Menschen als einzigen Träger der Malariaparasiten. Das wichtigste Ergebnis aber war, daß in Malariagegenden die **Kinder**, und zwar hauptsächlich unter einem Jahre, am meisten von der Seuche befallen, ältere Personen dagegen infolge Erkrankung in der Jugend malariafrei sind.

Am 29. Dezember 1899 kam die Expedition nach Stephansort im Kaiser Wilhelmsland auf **Deutsch-Neuguinea**, wo sie 21·4% der untersuchten Bevölkerung mit Malariaparasiten behaftet fand; am stärksten beteiligt waren die Europäer, dann die Chinesen und Malayen, am wenigsten die Melanesen. Von 157 Fällen kamen auf Quartana 73, Tropica 64, Tertiana 20. In einigen Orten, in denen die Malaria endemisch war, waren fast nur Kinder krank, in dem einen nur solche unter 5, in dem anderen nur solche unter 10 Jahren, dagegen keine älteren Personen, ein untrügliches Kennzeichen für „die natürliche Immunität, welche die Bewohner von tropischen Malariagegenden in wenigen Jahren erwerben". Auch **Neupommern**, **Neumecklenburg** und **Neuhannover** wurden besucht und reich an Malaria befunden. Die mikroskopische Untersuchung des Blutes der Bevölkerung und die systematische therapeutische und prophylaktische Behandlung aller Parasitenträger mit Chinin sind nach den Ergebnissen der Kommission geeignet, einen Malariaherd von der Seuche zu befreien; die Ausrottung der Mücken dagegen ist aussichtslos. Auf der Heimreise besuchten sie noch die **Karolinen** und **Marianen** und fanden sie frei von Malaria.

Am 19. Oktober 1900 traf die Kommission wieder in Berlin ein; Frau Koch, die ihren Gatten begleitet hatte, aber in Neu-Guinea erkrankte, war bereits allein nach Hause zurückgekehrt. Am 5. November hielt **Koch** in der Kolonialgesellschaft einen Vortrag über die „Ergebnisse der vom

Deutschen Reich ausgesandten Malariaexpedition", der mit großem Beifall aufgenommen wurde.

Kochs Malariaarbeiten wurden von ihm selbst 1901 zusammen mit Frosch, Elsner und Bludau in Istrien — Brioni — und später von Martini und Mühlens in Norddeutschland — Cuxhaven, Wilhelmshaven, Emden — mit bestem Erfolge fortgesetzt. Die Verbreitung der Malaria unter den Kindern und die Wirksamkeit der von Koch empfohlenen Behandlung und Prophylaxe mit Chinin wurden bestätigt. Am 18. Juni 1902 fand in der Kolonialabteilung des Auswärtigen Amtes eine Konferenz über die Einführung einer obligatorischen Chininprophylaxe gegen Malaria in den deutschen Schutzgebieten auf Grund der Vorschläge von Koch und Steudel statt.

Am 30. Juni 1900, während Koch abwesend von der Heimat war, wurde der in den Jahren 1893 und 1894 hauptsächlich unter seiner Mitwirkung im Gesundheitsamte ausgearbeitete Entwurf eines **Gesetzes, betreffend die Bekämpfung gemeingefährlicher Krankheiten,** nach Annahme im Reichstage vom Kaiser vollzogen und damit die Seuchenbekämpfung im Deutschen Reiche auf den durch die bakteriologische Forschung gewonnenen sicheren Boden gestellt.

Schon lange hatte die Heeresleitung die Bedeutung der Kochschen Entdeckungen für die Schlagfertigkeit der Armee erkannt. Im Jahre 1901 wurde der Wissenschaftliche Senat bei der Kaiser Wilhelms-Akademie errichtet und Koch unter Verleihung des Ranges als Generalmajor zum Mitgliede dieses Senats ernannt.

Nach dem Tode von Rudolf Virchow im Jahre 1902 wurde Koch an dessen Stelle zum auswärtigen Mitgliede der Akademie der Wissenschaften zu Paris und im Jahre 1903 zum Ehrenmitgliede der Oesterreichischen Akademie der Wissenschaften gewählt.

Bei seinen ersten Arbeiten über **Tuberkulose** hatte Koch noch angenommen, daß es nur einen einzigen Tuberkelbazillus gäbe, daß alle Tuberkuloseerkrankungen bei Menschen und Tieren durch diesen einen Bazillus verursacht würden. Später hatten Koch und Mafucci festgestellt, daß der Erreger der Geflügeltuberkulose in seinem färberischen und Wachstums-Verhalten von dem bekannten Tuberkelbazillus wesentlich abweicht. Gegen Ende des Jahrhunderts kamen Koch und W. Schütz auf Grund eingehender Untersuchungen zu der Überzeugung, daß auch der Erreger der Rindertuberkulose von demjenigen der menschlichen nach Gestalt, Wachstum und Infektiosität verschieden ist, und daß man einen Typus humanus und einen Typus bovinus des Tuberkelbazillus unterscheiden muß. Die Ergebnisse dieser Untersuchungen trug Koch 1901 auf dem Internationalen Tuberkulosekongreß in London vor und führte aus, daß der Typus humanus für das Rind und der Typus bovinus für den Menschen so gut wie ungefährlich wäre. Diese Mitteilung wurde nicht ohne Widerspruch aufgenommen und Gegenstand gründlicher Nachprüfung, namentlich in England (Cambridge), aber auch in Deutschland (Gesundheitsamt und Institut für Infektionskrankheiten). Auch dieser, merkwürdigerweise mit fast derselben Leidenschaft wie die Tuberkulinerörterung geführte Streit ist noch nicht abgeschlossen. Als Endergebnis dürfte sich herausstellen, daß Koch auch in diesem Punkte im Wesentlichen Recht behalten wird. Ich komme darauf noch zurück.

Gegen Ende des Jahrhunderts zog eine in Deutschland heimische Infektionskrankheit, der **Typhus abdominalis,** die allgemeine Aufmerksamkeit auf sich durch zwei große Epidemien, von denen die eine 1900 in Oberschlesien, die andere 1901 im rheinisch-westfälischen Kohlenrevier in der Gegend von Gelsenkirchen ausbrach, und die beide auf Verunreinigung zentraler Wasserversorgungsanlagen mit Typhusbakterien zurückgeführt werden mußten. Ich erhielt den Auftrag, die Wasserwerke an der Ruhr zu besichtigen, wobei Koch mich begleitete; wir fanden erhebliche Unregelmäßigkeiten in Anlage und Betrieb dieser Werke. Bei dieser Gelegenheit wurde die Art der Typhusverbreitung genauer geprüft. Koch wies darauf hin, daß solche große, explosionsartige Typhusepidemien nicht die hauptsächlichste Art der Verbreitung des Typhus sind, sondern nur ausnahmsweise eintreten, wenn eine Wasserleitung durch einen unglücklichen Zufall mit Typhusbazillen verunreinigt wurde, daß der Typhus sich aber in der Regel, d. h. in der überwiegenden Mehrzahl der Fälle, wie Cholera durch Kontaktinfektion, d. h. durch Übertragung der Typhusbazillen von einer kranken auf gesunde Personen in seiner Umgebung verbreitet. Die Verhütung dieser Art der Verbreitung erschien ihm weit wichtiger als die von großen Trinkwasserepidemien. Er empfahl daher, bei dem Typhus ebenso vorzugehen wie bei der Cholera, Pest und Malaria, d. h. jeden einzelnen Typhuskranken aufzusuchen, ihn und seine Umgebung bakteriologisch zu untersuchen und die Kranken durch Absonderung und ihre Ausleerungen durch Desinfektion unschädlich zu machen.

Eine versuchsweise Durchführung der hiernach sich ergebenden Typhusbekämpfung riet Koch, in einem Bezirke stattfinden zu lassen, in dem Typhus endemisch wäre. Ich bezeichnete als einen solchen den Regierungsbezirk Trier und speziell eine Gruppe von Dörfern auf dem sogenannten Hochwalde bei Trier. Koch ließ zunächst durch zwei geübte Assistenten, v. Drigalski und Conradi, alle Verfahren zum genauen bakteriologischen Nachweis des Typhusbazillus durchprüfen, um dessen Feststellung womöglich ebenso einfach und zuverlässig zu gestalten wie diejenige des Cholerabazillus. Nachdem diese Aufgabe gelöst war, wurde im Hochwalde eine Anzahl bakteriologisch tüchtiger Ärzte unter Führung von Prof. Frosch stationiert, um mit Hilfe des Kochschen Verfahrens womöglich jene Dörfer typhusfrei zu machen, was in der Tat in etwa 6 Monaten gelang. Das Verfahren wurde daher weiter ausgebaut, und es wurden in Trier, Saarbrücken und Neunkirchen ähnliche Typhusstationen errichtet. Auf Anregung des Präsidenten K ö h l e r vom Gesundheitsamt wurde 1904 diese planmäßige Typhusbekämpfung auf das Reichsland E l s a ß - L o t h r i n g e n und die bayrische R h e i n p f a l z ausgedehnt. Der Kaiser gab 30.000 Mk. aus seiner Privatschatulle zur Errichtung eines Bakteriologischen Instituts in Saarbrücken, aus dem ich später mit privaten Mitteln ein Hygienisches Institut machen konnte. Das Reich und Preußen stellten namhafte Summen zur Verfügung, es wurde ein Reichskommissar für die Typhusbekämpfung bestellt und diese bis zum Ausbruch des Weltkrieges mit bestem Erfolge fortgesetzt.

Inzwischen richtete die britische Kolonialregierung von Kapstadt zu Ende des Jahres 1902 das Ersuchen an K o c h, sich abermals zur Bekämpfung einer in Rhodesia herrschenden Rinderkrankheit, des **Rhodesischen Rotwassers**, nach Südafrika zu begeben. Mit Genehmigung des Kultusministers leistete K o c h diesem Rufe Folge und reiste am 12. Januar 1903 zusammen mit N e u f e l d und Stabsarzt K l e i n e aus. Sie schlugen ihre Arbeitsstätte in B u l a w a y o auf, und es gelang ihnen, nachzuweisen, daß die Krankheit nicht Rotwasser (Texasfieber), sondern eine bis dahin unbekannt gewesene Krankheit war, die K o c h A f r i k a n i s c h e s K ü s t e n f i e b e r nannte, die durch ein zierliches Plasmodium erregt und durch eine Zecke verbreitet wird; er hat dann ein wirksames Immunisierungsverfahren dagegen angegeben.

Auch die P f e r d e s t e r b e (H o r s e s i c k n e s s), die sehr gefährlich für den Pferdebestand in Südafrika ist und besonders in den Tälern, an Wasserstellen und Flußläufen entlang vorkommt, studierten sie. Sie fanden den Erreger nicht, weil er offenbar zu winzig für unsere Mikroskope ist, aber sie entdeckten eine wirksame Schutzimpfung vermittelst Serum. Im April 1904 war die Arbeit beendet. Auf der Heimreise hielt sich Koch noch in Daressalam auf, um sich über die Ergebnisse seiner Forschungen und Ratschläge aus dem Jahre 1898 zu unterrichten. Von dort reiste er mit dem Dampfer „Kurfürst" der Deutschen Ostafrikalinie weiter, verließ ihn aber in Ägypten. Der Dampfer strandete am Kap San Vincente und ging verloren. Kochs auf dem Dampfer verbliebene Gepäckstücke und Sammlungen wurden jedoch geborgen und kamen unbeschädigt nach Berlin. Koch selbst kehrte nach einem Aufenthalt in Italien und Ems Mitte Juni 1904 nach Berlin zurück.

Am 11. Dezember 1903 feierte Koch in Bulawayo seinen 60. Geburtstag. Seine Schüler bereiteten eine Festschrift vor, die bei G. Fischer in Jena erschien, und stellten zusammen mit Verehrern und Freunden die Mittel bereit, um durch den bekannten Bildhauer Joh. Pfuhl eine Mamorbüste Kochs anfertigen zu lassen. Beides hätte ihm an seinem Geburtstage überreicht werden sollen. Dies mußte nun bis zu seiner Heimkehr verschoben werden.

Im November 1903 erhielt ich einen aus Bulawayo vom 3. Oktober 1903 datierten Brief Kochs, in dem er mir mitteilte, er beabsichtige an seinem Geburtstage von seinen Ämtern zurückzutreten, und mich bat, ihm zu schreiben, welche Stellung der Minister zu diesem Vorhaben einnehme. Ich antwortete ihm mit Genehmigung des Kultusministers Dr. Studt, daß die Frage seines Ausscheidens aus dem Staatsdienste bis nach seiner Rückkehr vertagt und sein Urlaub bis zur Beendigung seiner Arbeiten in Afrika verlängert werden sollte, daß aber größter Wert darauf gelegt würde, ihn auch nach seiner Verabschiedung als hygienischen Beirat dem Reiche und dem Staate zu erhalten; ich fügte hinzu, daß beabsichtigt würde, ihm im Institut für Infektionskrankheiten dauernd einen Assistenten, geeignete Arbeitsräume und sachliche Mittel für seine Untersuchungen zur Verfügung zu stellen. Die Bewilligung des Nachurlaubes erfolgte telegraphisch.

Hierauf schrieb er mir am 14. Dezember 1903, daß er sein Abschiedsgesuch eingereicht hätte und daß er sich zur Annahme der Stellung als konsultierender Hygieniker gern bereit erkläre. Hinsichtlich seiner Nachfolge schrieb er: „Als künftigen Direktor des Instituts schlage ich unter der Voraussetzung, daß die bisherige Richtung beibehalten wird, in erster Linie vor: Gaffky in Gießen, in weiterer Reihenfolge: Flügge, Löffler, Pfeiffer. Wenn C. Fränkels Gesundheitszustand nicht zu Bedenken Veranlassung gibt, würde ich ihn mit Pfeiffer auf eine Stufe stellen. Sollte aber im Institut in Zukunft eine mehr praktische Richtung eingeschlagen werden, dann halte ich auch für den Fall Gaffky als den geeignetsten Nachfolger; wenn er ablehnt, würde ich Sie in Vorschlag bringen".

Seit 1896 war Koch wiederholt und jedesmal 1 bis 2 Jahre im Auslande gewesen. Das Institut war in der Zeit von R. Pfeiffer, nach dessen Berufung nach Königsberg von W. Dönitz geleitet worden. Koch hatte es als sein Hauptquartier betrachtet, von dem aus er sich für seine wissenschaftlichen Reisen ausrüstete und wo er nach seiner Rückkehr die Ergebnisse seiner Forschung verarbeitete. Die häufige und lange Abwesenheit des Direktors war jedoch für das Institut auf die Dauer nicht gleichgültig, zumal sich in jener Zeit wichtige Änderungen vollzogen. Althoff hatte den Neubau der Charité in Angriff genommen und den Plan durchgeführt, aus einem der Medizinalabteilung unterstellten Allgemeinen Krankenhause ein großes Universitätskrankenhaus zu machen und in die Verwaltung der Unterrichtsabteilung überzuleiten. Der Neubau sollte durchgeführt werden, ohne die alte Charité zu schließen. Die beiden Inneren Kliniken, die chirurgische, die psychiatrische und Nervenklinik sowie die dermatologische wurden vergrößert, ebenso die Augenklinik und das pathologische Institut, dem ein pathologisches Museum hinzugefügt wurde. Auch kamen eine Klinik für Ohren-, eine für Hals- und Nasen- und eine für Kinderkrankheiten hinzu. Letztere erstand auf der Stelle des „Triangel" und beanspruchte die Kochschen Baracken ganz oder wenigstens teilweise. Auch wurden zwei davon dem für Leyden errichteten Institut für Krebsforschung überwiesen. So war das Institut für Infektionskrankheiten depossediert und mußte gleichfalls einen Neubau erhalten. Da Koch entscheidenden Wert auf die Verbindung mit einer Krankenabteilung gelegt hatte, so dachte Althoff daran, es zwischen Steglitz und Lichterfelde in der Nähe des neuen Botanischen Gartens neben dem Teltower Kreiskrankenhause zu errichten. Schließlich wurde ein Platz am Spandauer Schiffahrtskanal am Nordufer in unmittelbarer Nähe des Rudolf Virchow-Krankenhauses gewählt. Die Infektionsabteilung dieses Krankenhauses wurde dem Institut für Infektionskrankheiten angegliedert, der Staat mußte für die Infektionsabteilung auf seine Kosten ein Leichen- und Sektionshaus errichten. Ich war bei diesen Verhandlungen beteiligt und erinnere mich der Verstimmung, mit der Koch sich aus der Charité verdrängt sah. Der Neubau des Instituts brachte es aus dem innigeren Konnex mit den Universitätsanstalten heraus, und das war nicht erwünscht; schließlich hat sich das neue Verhältnis zu dem größten städtischen Krankenhause doch als zweckmäßig erwiesen, und auch Koch hat sich damit ausgesöhnt.

Nach seiner Rückkehr wurde Koch im Institut von dem Personal und zahlreichen Freunden und Verehrern empfangen. W. Waldeyer begrüßte ihn im Namen der Wissenschaft, ich überreichte ihm die Festschrift. Koch hielt darauf folgende Ansprache: „Es ist eine ungewöhnliche Ehre, die Sie mir aus Anlaß meines 60. Geburtstages bereiten, da es doch eigentlich üblich ist, erst den 70. Jahrestag durch eine Feier hervorzuheben. Ich muß Ihnen deswegen gestehen, daß ich ganz überrascht war, als ich zum ersten Male von Ihrer Absicht erfuhr. Aber es hat mich andererseits doch auch außerordentlich gefreut, daß Sie gerade diesen Zeitpunkt zu einer Feier gewählt haben, und zwar aus folgendem Grunde. Es ist Ihnen ja allen aus eigener Erfahrung bekannt, daß diejenigen Forscher, welche auf unserem Gebiete arbeiten, heutzutage nicht auf Rosen gebettet sind. Die schönen Zeiten sind längst vorüber, als man die wenigen Bakteriologen noch an den Fingern abzählen und ein jeder von ihnen unbehelligt weite Gebiete durchforschen konnte. Jetzt ist nicht viel freies Feld vorhanden, und ungezählte Scharen drängen sich um ihren Abbau, da ein jeder noch ein Stückchen Erfolg erhaschen möchte. Da kann es nicht ausbleiben, daß man auch bei der bescheidensten und vorsichtigsten Abgrenzung des Arbeitsgebietes dem einen auf den Fuß tritt, einem anderen, ohne es zu wollen, einen Stoß versetzt, dem dritten zu nahe an sein Gebiet kommt und, ehe man es sich versieht, auf allen Seiten von Gegnern umringt ist. Dies ist natürlich nicht angenehm, es nimmt einem die Ruhe und die Freude an der Arbeit. Ich muß in dieser Beziehung über besonderes Mißgeschick klagen; denn ich kann reden oder schreiben, was ich will, so stoße ich immer auf leidenschaftlichen Widerspruch und leider gerade bei solchen Leuten, welche von der Sache wenig oder nichts verstehen und am wenigsten dazu berufen sind, ein Urteil abzugeben. Da ist mir schon öfter der Gedanke gekommen, die Büchse ins Korn zu werfen und nicht mehr mitzutun. Aber, meine Herren, wenn ich, wie bei der heutigen Feier, sehe, daß ich noch so viele Freunde und getreue Mitarbeiter habe, auf deren Verständnis und Hilfe, wenn es sein muß, ich rechnen kann, dann muß aller Mißmut und alle Unlust schwinden. Ich werde allerdings die immer schwerer werdende Last der Verwaltung eines großen Instituts abgeben, aber dieser Schritt hat nicht die Bedeutung, als wolle ich unserer Wissenschaft untreu werden. Nein, meine Herren, ich verspreche Ihnen im Gegenteil, soweit und solange meine Kräfte reichen, mit Ihnen und für Sie tätig zu sein. Lassen Sie uns fest zusammenstehen und wie bisher alles aufbieten, unsere Wissenschaft ihren Zielen näher und näher zu führen! Meine Herren! Ich sage Ihnen meinen herzlichsten Dank für die große Ehre, welche Sie mir durch die Stiftung der Büste erwiesen haben, und insbesondere danke ich auch allen denen, welche mir durch die meinem 60. Geburtstage gewidmete Festschrift eine große Freude bereitet haben. Nochmals allen meinen herzlichsten Dank!" — (Aus „Deutsche med. Wochenschrift" 1904, Nr. 34).

Ein Bankett im Landesausstellungspark schloß sich an die Feier im Institut an; Unterstaatssekretär W e v e r vom Kultusministerium begrüßte K o c h, G a f f k y hielt die Festrede.

Im Juni 1904 wurde K o c h zum ordentlichen Mitglied der physikalisch - mathematischen Klasse der A k a d e m i e d e r W i s s e n s c h a f t e n gewählt. Zum 1. Oktober 1904 erhielt er seine Entlassung aus dem Staatsdienst mit der gesetzlichen Pension und einem E h r e n s o l d e von jährlich 10.000 Mk. für seine Tätigkeit als h y g i e n i s c h e r R a t g e b e r des Reiches und des preußischen Staates. Zu seinem Geburtstage am 11. Dezember 1904 verlieh ihm der Kaiser den W i l h e l m s o r d e n. Im Vestibül des Instituts für Infektionskrankheiten fand seine von P f u h l geschaffene Büste Aufstellung. K o c h wurden sein Arbeitszimmer und sein Laboratorium belassen und ein Assistent sowie jährlich 3000 Mk. zu sächlichen Anschaffungen zur Verfügung gestellt. Sein Nachfolger wurde seinem Wunsche gemäß sein Lieblingsschüler G e o r g G a f f k y in Gießen.

Von 1891 bis 1904, also 13 Jahre lang, hatte K o c h das Institut geleitet. In dieser Zeit hatte er die Mehrzahl der großen Volkskrankheiten unter der freudigen Mitarbeit hervorragender Männer erforscht und ihre Bekämpfung auf sicheren Boden gestellt, für die Besiedelung unserer Schutzgebiete erfolgversprechende Wege gewiesen und auf dem Gebiete der Viehseuchen bahnbrechend gewirkt. Er durfte auf diese Zeit mit Genugtuung zurückblicken.

VI. Im Ruhestande.

Mit dem Übertritt in den Ruhestand änderte Koch seine Tageseinteilung nicht. Er erschien frühmorgens im Institut für Infektionskrankheiten, arbeitete dort bis zum Nachmittag und nahm auch an den Referierabenden teil. Das Verhältnis von Koch und Gaffky zueinander war bis zuletzt ungetrübt. Koch enthielt sich jeder Einmischung in die Verwaltung des Instituts, und Gaffky tat alles, um Koch den Aufenthalt im Institut so angenehm wie möglich zu machen. Sein Verhalten zu Koch war wie das eines Sohnes, obwohl er nur sechs Jahre jünger war. Mit ihm wetteiferte das gesamte Personal des Instituts in seinem Verhalten gegen den früheren Direktor. Koch hat daher das Institut stets als seine Heimat betrachtet, empfand es aber als große Erleichterung, von seiner Verwaltung befreit zu sein. Auch an den Sitzungen des Reichsgesundheitsrates und des Wissenschaftlichen Senates bei der Kaiser Wilhelm-Akademie nahm er teil, sooft er dazu eingeladen wurde, wiederholt erschien er auch zu den Sitzungen der Akademie der Wissenschaften.

Im Vordergrunde seines Interesses stand auch jetzt der Kampf gegen die Tuberkulose. Gelegentlich erschien er daher auch in den Sitzungen des Präsidiums des Deutschen Zentralkomitees zur Errichtung von Lungenheilstätten, das im Jahre 1895 von Althoff, E. v. Leyden und B. Fränkel errichtet worden war und die günstigen Erfahrungen von Brehmer und Dettweiler über die Heilbarkeit der Tuberkulose durch hygienisch-diätetische Behandlung für die breiten Massen der Bevölkerung nutzbar machen wollte. Robert Koch verkannte den großen Fortschritt nicht, den diese Bestrebungen für die Bekämpfung der Tuberkulose bedeuteten. Aber er war der Ansicht, daß dieser Kampf nicht durch die Behandlung und Heilung einer doch nur beschränkten Zahl von Leichttuberkulösen, wie sie die Lungenheilstätten durchführten, mit Erfolg geführt werden könnte, sondern daß er sich hauptsächlich gegen die Schwerkranken wenden und Isolierhäuser für diese begründen, vor allem aber durch Aufsuchung und Betreuung aller Tuberkulösen in Fürsorgestellen die Familien sanieren müßte. Hiezu hat sich das Zentralkomitee in der Folgezeit denn auch entschlossen und dann seinen Namen in „**Deutsches Zentralkomitee zur Bekämpfung der Tuberkulose**" geändert.

Mit dem lebhaftesten Interesse verfolgte K o c h die Veröffentlichungen der Statistik über die **Verbreitung der Tuberkulose**. Im Jahre 1883 starben in Preußen von je 100.000 der am 1. Januar Lebenden 318 an Tuberkulose, 1884: 310, 1885: 308, 1886: 311. Von 1887 ab trat eine von Jahr zu Jahr wachsende Abnahme der Sterblichkeit an Tuberkulose ein, sie sank von 311 im Jahre 1886 auf 233 im Jahre 1895, weiter von 230 im Jahre 1896 auf 191 im Jahre 1905 und von 173 im Jahre 1906 auf 153 im Jahre 1910, dem Todesjahre K o c h s. Im ganzen sank sie von 1886 bis 1910 von 311 auf 153 von je 100.000 Lebenden, also um 158 = 50·8 Prozent, d. h. um mehr als die Hälfte, während vor 1886 die Sterblichkeit an Tuberkulose in Preußen keine bemerkenswerten Schwankungen gezeigt und durchschnittlich jährlich 315 von je 100.000 Lebenden betragen hatte. Diese Zahlen erfüllten K o c h mit berechtigter Genugtuung. Durfte er doch als Hauptgrund für diese, die kühnsten Hoffnungen übersteigende Abnahme der tückischen Krankheit die Entdeckung des Tuberkelbazillus ansehen, die ihm gelungen und durch die eine zielbewußte Tuberkulosebekämpfung überhaupt erst möglich geworden war. Daß aus dem von mir ausgearbeiteten Entwurf des preußischen Gesetzes, betreffend Bekämpfung übertragbarer Krankheiten, im Landtage fast alle wirksamen Maßnahmen zur Bekämpfung der Tuberkulose, hauptsächlich auf Betreiben des Finanzministeriums, herausgestrichen worden sind, beklagte Koch besonders. Ebenso schmerzlich war es ihm, daß sein Rat, aus Familien von Kranken mit offener Tuberkulose entweder die Kranken oder die gesunden Kinder zu entfernen und dadurch vor Ansteckung zu bewahren, auf so wenig fruchtbaren Boden fiel.

Von 1910 bis 1913, dem letzten Jahre vor dem Weltkriege, nahm die Tuberkulosesterblichkeit in Preußen weiter ab von 153 auf 137 von je 100.000 Lebenden; während des Krieges hat sie bekanntlich in bedrohlicher Weise wieder zugenommen und dezimiert auch jetzt noch unter den Wirkungen des Friedens von Versailles das deutsche Volk in betrübender Weise. Dies wäre sicherlich nicht in diesem Umfange geschehen, wenn man Kochs Ratschläge befolgt hätte, als es noch Zeit war.

Viel konsequenter als bei der Tuberkulose war die Durchführung der Bekämpfung nach Kochs Grundsätzen gegenüber der Cholera, die ja glücklicherweise durch das Reichsseuchengesetz vom 30. Juni 1900 und seine Ausführungsanweisung vom 28. Januar 1904 auf sicheren Boden gestellt worden war. Als Koch kurz vor Weihnachten 1904 eine neue Afrikareise antrat, sagte ich zu ihm, als er sich von mir verabschiedete: „Wie sollen wir mit der Cholera fertig werden, während Sie fort sind?" Er antwortete: „Das werden Sie schon machen." Fußend auf Kochs Lehren sind wir in der Tat in den Jahren 1905 und 1910, als die Cholera wieder zu uns kam, mit ihr so schnell und so sicher fertig geworden, wie es noch niemals vorher möglich gewesen war. Im Jahre 1905 erkrankten (starben) an Cholera im Deutschen Reiche 218 (88), davon in Preußen 212 (85) Personen, während noch die Choleraepidemie von 1892 allein in Hamburg über 9000 Todesfälle verursacht hatte. Ich durfte daher meinen Bericht über „Die Cholera des Jahres 1905 in Preußen" (Klin. Jahrb. 16. Bd., Jena 1906, G. Fischer) mit den Worten schließen: „Wir sind zu der Hoffnung berechtigt, daß, wenn die Cholera wieder zu uns kommen sollte, ihr mit gleichem Erfolge entgegengetreten und wieder unser Vaterland vor einer Choleraepidemie, wie sie frühere Jahre gesehen haben, bewahrt werden kann." Das ist eines der vielen unsterblichen Verdienste, die Robert Koch sich erworben hat.

Mit lebhaftem Interesse verfolgte Koch auch im Ruhestande die nach seinen Ratschlägen in Angriff genommene systematische Typhusbekämpfung im Südwesten des Deutschen Reiches. Er nahm nicht nur an den periodischen Typhuskonferenzen im Kaiserlichen Gesundheitsamte teil, sondern begleitete auch wiederholt den Präsidenten Bumm und mich auf Besichtigungsreisen in jenes Gebiet und zu Konferenzen, die in Saarbrücken, Metz, Landau und Straßburg über diese Frage stattfanden. Viel trugen seine Anregungen namentlich zur Klärung der Frage der Bazillenträger bei, die bei der Lokalisierung und Verbreitung des Typhus eine so bedeutende Rolle spielen. Im Jahre 1901 starben im preußischen Regierungsbezirk Trier 183, im Jahre 1913 dagegen nur noch 39 von je einer Million der am 1. Januar Lebenden an Typhus; die Typhussterblichkeit war also in der Zeit um 144 = 78·7 Prozent zurückgegangen. Im gesamten preußischen Staat ging die Typhussterblichkeit in derselben Zeit von 128 auf 34, also nur um 94 = 73·4 Prozent zurück; dieser Rückgang wäre zweifellos erheblich größer gewesen, wenn es uns möglich gewesen wäre, im ganzen Staat ebenso wie im Bezirk Trier den Typhus nach Kochs Grundsätzen zu bekämpfen. Dauernde Denkmäler für die Kochsche Typhusbekämpfung sind das „Institut für Hygiene und Bakteriologie" in Gelsenkirchen und das „Institut für Hygiene und Infektionskrankheiten" in Saarbrücken.

In einem Vortrage im Rahmen eines Zyklus „Ärztliche Kriegswissenschaft" hatte Robert Koch über „Seuchenbekämpfung im Kriege" gesprochen und dabei auch des Typhus gedacht. Er hatte dabei auch die Versuche erwähnt, die mit der Schutzimpfung mit abgetöteten Kulturen von Typhusbazillen angestellt worden waren, jedoch noch keine einwandfreien Ergebnisse gehabt hatten. Sie wurden in der Folgezeit fortgesetzt und konnten bereits in dem Feldzuge, den unsere Schutztruppe in Südwest-Afrika 1905 unternehmen mußte, mit beachtenswertem Erfolge durchgeführt werden. Bei der systematischen Typhusbekämpfung im Südwesten des Reiches gelangten sie nur in beschränktem Umfange zur Anwendung, weil man Bedenken trug, sie zwangsweise anzuwenden. Während des Weltkrieges aber wurde die gesamte deutsche Feldarmee mit dem größten Erfolge der Schutzimpfung nicht nur gegen Pocken und Cholera, sondern auch gegen Typhus unterzogen, und dem haben wir es ohne Zweifel zu verdanken, daß unsere Heere von diesen drei Kriegsseuchen so gut wie ganz verschont geblieben sind.

Robert Koch hat durch seine Erfahrungen und Lehren unsere Heere auch im Kampfe gegen die **Malaria** während des Weltkrieges auf das wirksamste unterstützt, obwohl er nicht mehr unter den Lebenden weilte. In jenem Vortrage hatte er gesagt: „Im Kriege wird man Gegenden, welche nach ihrer Bodenbeschaffenheit malariaverdächtig sind, möglichst vermeiden oder im Notfalle Chinin prophylaktisch geben." Nun, das erstere war ja bei der gewaltigen räumlichen Ausdehnung der Kriegsschauplätze und der Länge und Tiefe der Stellungen nicht möglich. Dagegen ist das von Koch angegebene Verfahren der Chinin-Prophylaxe dank des energischen Vorgehens unseres unvergeßlichen Feldsanitätschefs Exz. von Schjerning in allen Malariagegenden, die unsere Heere berührten, auf dem Balkan, in Kleinasien und wo immer, zielbewußt und mit glänzendem Erfolge durchgeführt worden. Dafür wird unser Heer den Manen Robert Kochs für immer dankbar sein müssen.

Von seinem Rechte, als **ordentlicher Honorarprofessor** Vorlesungen und Kurse an der Universität oder im Institut für Infektionskrankheiten für Studierende zu halten, hat Koch keinen Gebrauch gemacht, auch sich an den Veranstaltungen des Zentralkomitees für das ärztliche Fortbildungswesen in Preussen nicht beteiligt, sondern nur nach Rückkehr von Studienreisen in der Kolonialgesellschaft und in der Berliner Medizinischen Gesellschaft zusammenfassende Vorträge gehalten, die jedesmal mit dem größten Beifall aufgenommen wurden, wie es der Praeceptor mundi auf dem Gebiete der Erforschung und Bekämpfung der Infektionskrankheiten nur erwarten durfte.

Eine Frage haben sich Kochs Freunde wiederholt vorgelegt: Weshalb er sich nicht mit der Krebskrankheit beschäftigt hat. Ich habe ihm diese Frage einmal direkt vorgelegt und darauf die Antwort erhalten: „Ich werde mich wohl hüten. Mit dem Krebs ist nichts zu machen." Ich habe aber die Überzeugung, daß er auch auf die Erforschung des Krebses seine sonst so glänzend bewährten Untersuchungsmethoden angewendet, diese Versuche aber aufgegeben hat, weil sie ihm aussichtslos erschienen. Wie recht er damit gehabt hat, haben die zahlreichen und mühevollen Versuche bewiesen, die Paul Ehrlich auf Anregung von Althoff angestellt hat, und die uns die Lösung des Problems trotz alles darauf verwendeten Scharfsinnes und Fleißes nicht gebracht haben.

Nach seiner Entlassung aus dem Staatsdienst hat Koch noch sechs Jahre gelebt, jedoch drei davon im Auslande zugebracht. Das herrliche Klima im Innern Afrikas hatte es ihm angetan, das Studium der Tropenkrankheiten nahm sein ganzes Interesse in Anspruch. Vielleicht stand er auch, wenn auch unbewußt, unter dem Einfluß der vom Vater ererbten unwiderstehlichen Reiselust, die ihn schon 1866 nach seiner Verlobung zu der Bitte an seine Braut veranlaßt hatte, mit ihm ins Ausland zu gehen. Es kam hinzu, daß er sich trotz der unbegrenzten Verehrung, die er in allen Kreisen Deutschlands genoß, infolge der Angriffe wissenschaftlicher Gegner in der Cholera-, Malaria-, Tuberkulose- und Typhusfrage, die er teilweise als persönliche Unbill empfand, in der Heimat nicht mehr so wohl fühlte wie früher.

Bereits am 17. Dezember 1904 trat Koch eine neue Reise nach Deutsch-Ostafrika an, diesmal ohne seine Gattin, aber in Begleitung von Oberstabsarzt Meixner, um über die Bekämpfung des afrikanischen Küstenfiebers Untersuchungen anzustellen. Hierzu ließ er Rinder aus dem Innern des Schutzgebietes nach Daressalam bringen. Die Zeit, die dies erforderte, benutzte er zum Studium der **afrikanischen Rekurrens**.

Er fand, daß die Krankheit durch eine Spirochäte erregt wird, die länger als die der europäischen Rekurrens ist, durch den Stich einer Zecke, Ornithodorus moubata Murray, übertragen wird und auch auf Affen übertragbar ist. In dem mit Blut vollgesogenen Weibchen der Zecke findet in der Umgebung des Eierstocks eine Vermehrung der Spirochäten statt, die in die Eier übergehen und die aus den Eiern ausschlüpfenden Jungen befähigen, die Krankheit zu übertragen. Die Übertragung der Krankheit auf den Menschen findet auf den Karawanenstraßen in den Hütten, in denen die Leute übernachten, durch die im Boden der Hütte auf der Lauer liegenden Zecken statt. Leute, die abseits dieser Hütten übernachten, bleiben fieberfrei.

Auf einem Marsch ins Innere und zurück an die Küste studierte er erneut die **Tsetsekrankheit** und die Geschichte der Tsetsefliege; er fand acht verschiedene Arten der Fliege und stellte fest, daß das Fieber hauptsächlich durch die Glossina fusca, aber auch durch die Glossina morsitans und die Glossina pallidipes übertragen wird. Im Körper der Fliege untersuchte er den Entwicklungsgang des Krankheitserregers, der Trypanosomen, die sowohl durch Weibchen als durch Männchen übertragen werden. Er fand, daß die Trypanosomen im Körper der Fliege zwei verschiedene Entwicklungsformen zeigen, die er als männliche und weibliche feststellte.

Auch die Entwicklung des Erregers des **Texasfiebers**, des Pyrosoma bigeminum, studierte er genauer, hauptsächlich in den Körpern der als Zwischenträger erkannten Zecken, des Rhipicephalus australis, Rhipicephalus Evertsi und Hyalomma aegyptium.

Endlich konnte er auch die Entwicklung der Erreger des **Küstenfiebers** der Rinder entdecken. Es handelt sich gleichfalls um ein den Pyrosomen nahestehendes Protozoon, das durch den Stich einer Zecke, und zwar des Rhipicephalus australis übertragen wird.

Ein Besuch der Insel Brioni gegenüber von Pola überzeugte ihn von dem Gelingen der von ihm dort eingeführten Bekämpfung der Malaria.

Am 23. Oktober 1905 kehrte Koch nach Berlin zurück und veröffentlichte bald darauf eingehendere Mitteilungen über die Entwicklungsgeschichte der Pyrosomen des Texasfiebers und des Küstenfiebers und hielt in der Berliner Medizinischen Gesellschaft einen Vortrag über afrikanische Rekurrens und in der Akademie der Wissenschaften einen Vortrag über die Unterscheidung der Trypanosomen.

Wieder wurden ihm große Ehrungen zuteil. Die Berliner Medizinische Gesellschaft wählte ihn zum stellvertretenden Vorsitzenden, der Tuberkulose-Kongreß zu Paris verlieh ihm seine Medaille, am 10. Dezember 1905 erhielt er nach einem Vortrage in Stockholm den Nobelpreis und im Mai 1906 wurde er stimmberechtigtes Mitglied der Friedensklasse des preußischen Ordens pour le mérite.

Das Studium der als Erreger verschiedener Tierkrankheiten erkannten Trypanosomen rief in Koch den dringenden Wunsch wach, sich an Ort und Stelle mit einer gleichfalls durch Trypanosomen erzeugten menschlichen

Krankheit, der **Schlafkrankheit,** beschäftigen zu können. Sie war vor etwa 10 Jahren im Kongobecken in der nördlichen Umgebung des Viktoria Njansa, in englischem Gebiet aufgetreten, hatte sich aber bereits in einigen Orten des deutschen Schutzgebietes, auch am Ufer des Tanganjika gezeigt, so daß alle Veranlassung vorlag, ihr auch von Seiten der Deutschen Reichsregierung Aufmerksamkeit zu schenken. Von einer englischen Kommission, bestehend aus C a s t e l l a n i und B r u c e, war 1902 als Erreger der Krankheit das T r y p a n o s o m a g a m b i e n s e und als dessen Überträger die Stechfliege G l o s s i n a p a l p a l i s nachgewiesen worden. K o c h wurde mit der Führung der Kommission, die am 7. April 1906 abreiste und aus Professor B e c k und den Stabsärzten K l e i n e, P a n s e und Kudicke bestand, beauftragt; seine Gattin begleitete ihn wieder, mußte aber von Entebbe in Uganda aus wegen Erkrankung heimreisen. Die Expedition kehrte am 4. November 1907 nach einer Abwesenheit von einem Jahre und sieben Monaten zurück. Der ausführliche „B e r i c h t ü b e r d i e T ä t i g k e i t d e r z u r E r f o r s c h u n g d e r S c h l a f k r a n k h e i t i m J a h r e 1906/07 n a c h O s t a f r i k a e n t s a n d t e n K o m m i s s i o n", in der Hauptsache von K o c h, B e c k und K l e i n e verfaßt, erschien 1909 bei J. S p r i n g e r.

Die Kommission begab sich zunächst von Tanga aus nach der westlich davon im Innern auf der Höhe des Ostusambaragebirges gelegenen landwirtschaftlich - biologischen Versuchsstation A m a n i, um Untersuchungen über Trypanosomen und Glossinen anzustellen. Dann fuhr sie nach Tanga zurück und zu Schiff nach M o m b a s s a, von da mit der Ugandaeisenbahn nach Porte Florence an das Nordostufer des Victoria Njansa und von dort aus mit dem Dampfer nach den deutschen Stationen S h i r a t i am Ostufer, M u a n s a am Südufer und B u k o b a am Westufer, von dort nach dem englischen E n t e b b e am Nordwestufer, schließlich nach den südlich davon in der Nordwestecke des Sees gelegenen S e s e - I n s e l n, wo sie ihre Hauptstudien machte, weil in den deutschen Orten nur wenig Fälle vorhanden waren. Sie errichtete aus Hütten und Baracken ein großes Lager für die ihnen zahlreich zuströmenden Schlafkranken. Sie stellte fest, daß die Glossina fast an allen Stellen des Seeufers verbreitet ist, aber fast ausschließlich in einer schmalen Buschzone nahe dem Ufer vorkommt, und daß sie nicht nur von Menschen-, sondern hauptsächlich von Krokodilblut lebt. Dem Stich der Fliege sind besonders solche Personen ausgesetzt, welche am Ufer beschäftigt sind. Sie fand weiter, daß die Schlafkrankheit jahrelang dauert, ehe sie, was ausnahmslos der Fall, zum Tode führt und also nur das letzte Stadium der Trypanosomiasis des Menschen darstellt; sie konnte durch Beobachtung frischerer Fälle feststellen, daß sie längere Zeit gar keine Symptome macht und daß man schon lange im Blut der Kranken Trypanosomen findet, ehe Drüsenschwellungen im Nacken, später Schwäche und Lähmungserscheinungen in den Beinen und endlich unstillbare Schlafsucht eintritt. Die Trypanosomen, deren Entwicklungsgang eingehend studiert wurde, konnten nur auf Affen und Hunde übertragen werden. Als beste Behandlungsmittel erwiesen sich Atoxyl und Trypanrot, zwei Arsenpräparate, von denen das erstere stärker und schneller wirkt, aber leider bei unvorsichtiger Anwendung zur völligen Erblindung führen kann. Es wurde schließlich ein genauer Plan für die Bekämpfung der Krankheit aufgestellt, bestehend einmal in möglichst frühzeitiger Auffindung der Kranken, ihre Konzentration in Lagern und Vernichtung der Trypanosomen in ihrem Blut durch energische Behandlung mit Atoxyl und zweitens in Belehrung der Bevölkerung darüber, wie sie sich vor den verderblichen Fliegen schützen kann; auch zeigten Versuche, daß es möglich ist, durch ausgedehnte Abholzungen ganze Uferstrecken glossinenfrei zu machen. Es wurden auch internationale Abmachungen empfohlen. Solche sind einige Jahre später auf einer internationalen Schlafkrankheitskonferenz in London vereinbart worden, an der als deutscher Vertreter P. Ehrlich teilgenommen hat. Außer in amtlichen Berichten teilte Koch die Ergebnisse seiner Reise am 24. Februar 1908 in der Deutschen Kolonialgesellschaft und am 21. März 1908 in der Berliner Anthropologischen Gesellschaft in Vorträgen mit, die mit großem Beifall aufgenommen wurden.

Am 4. November 1907 trafen Koch und Beck wieder in Berlin ein. Kleine und Kudicke blieben in Deutsch-Ostafrika zur weiteren Bekämpfung der Schlafkrankheit zurück. Koch erhielt in Anerkennung seiner Verdienste um die Schutzgebiete den Charakter als Kaiserlicher Wirklicher Geheimer Rat mit dem Prädikat „Exzellenz". Am 11. Februar 1908 wurde er auf einem Festkommers der Berliner Ärzteschaft im neuen Opernhause (Kroll) begrüßt und ihm eine Robert Koch-Medaille überreicht.

Im Jahre 1908 wurde in weiten Kreisen eine Sammlung veranstaltet, um Koch größere Mittel zur Fortsetzung seiner Forschungen zu verschaffen. An ihr beteiligten sich der Kaiser, zahlreiche Städte, Institute, Private, auch der bekannte amerikanische Philanthrop Andrew Carnegie. Mit dem gesammelten Kapital wurde die „Robert-Koch-Stiftung" begründet, Koch wurde zu ihrem ersten Vorsitzenden gewählt und ihm ein Kuratorium zur Seite gestellt. Zweck der Stiftung war die Unterstützung von Forschungen auf dem Gebiete der Volksseuchen, in erster Linie der Tuberkulose. Die mit Mitteln der Stiftung entstehenden Arbeiten sollten auf deren Kosten veröffentlicht werden. Die Stiftung besteht noch heute trotz der Ungunst der Verhältnisse und hat eine erkleckliche Zahl wertvoller Arbeiten gefördert.

Am 20. Oktober 1908 starb Friedrich Althoff, der langjährige geniale Leiter der preußischen Unterrichtsverwaltung, der wiederholt entscheidend in Kochs Leben eingegriffen hat. Niemand hat Robert Koch so tatkräftig gefördert wie Althoff. Ohne ihn wäre Koch niemals ordentlicher Professor an der Universität, niemals Direktor des Instituts für Infektionskrankheiten, niemals Mitglied der Akademie der Wissenschaften, auch nicht Exzellenz geworden. Alles dieses verdankte er, wie ich aus eigenem Miterleben als Vortragender Rat im Kultusministerium weiß, Althoffs Anregung und Fürsprache. Von dem glühenden Wunsche beseelt, alles Echte zu fördern und jedem Tüchtigen auf den Platz zu verhelfen, auf dem er sich entfalten und die in ihm schlummernden Gaben und Kräfte zur vollen Leistungsfähigkeit entwickeln konnte, hatte Althoff auch Robert Koch von dem Augenblicke an, in dem er seine Bedeutung erkannt hatte, nach Möglichkeit die Wege geebnet. Leider erging es Koch wie so vielen unter den Schützlingen Althoffs, er übersah unter der rauhen Schale dieses trefflichen Mannes seinen herrlichen Kern, und so kam es zwischen ihnen zu einem gegenseitigen Mißverstehen, unter dem Beide gelitten haben. Koch war eine stille, vornehm zurückhaltende Gelehrtennatur von einer fast mimosenhaften Empfindlichkeit, er trug seine Anschauungen und Wünsche einfach und überzeugend vor, verschmähte es aber, wiederholt zu sprechen oder mehrmals zu bitten, wenn er nicht sofort die erhoffte Zustimmung fand. Althoff führte seine Schutzbefohlenen gern seine eigenen Wege, ohne viel zu fragen, ob sie ihnen erwünscht wären, oder sie ihnen im einzelnen zu erklären, und war verstimmt, wenn sie nicht freudig darauf eingingen. Dann hielt er sie leicht für undankbar und brauste auch wohl heftig auf wie der Soldatenkönig Friedrich Wilhelm I., der seine Untertanen mit dem Stock zur Liebe zu ihm erziehen zu können wähnte. Koch hielt, wie er mir oft geklagt hat, Althoff für seinen Gegner, und dieser fühlte sich verletzt, wenn Koch sich still und empfindlich in sich selbst zurückzog. Ich habe Beide Jahre hindurch beobachtet und tief beklagt, daß diese beiden so bedeutenden Männer sich durchaus nicht aufeinander einstellen konnten. **Althoff** litt selbst unter seinem zuweilen schroffen, ja groben Wesen und war, wenn er zur Einsicht kam, jemanden dadurch gekränkt zu haben, doppelt bestrebt, entsprechend seiner Herzensgüte, dem Verletzten sobald als möglich etwas zugute zu tun. Ich habe mich oft bemüht, zwischen **Koch** und **Althoff** zu vermitteln, allein die Gegensätze wurden schließlich unüberbrückbar. Dieses hervorzuheben, glaube ich dem Andenken des großen Forschers **Robert Koch** und des genialen Verwaltungsbeamten **Friedrich Althoff** schuldig zu sein.

Hier möchte ich noch eines Mannes gedenken, mit dem **Robert Koch** schließlich gleichfalls uneins wurde, nämlich **Emil von Behrings**. Er war 1889 **Kochs** Assistent am Hygienischen Institut geworden und mit ihm 1891 in das Institut für Infektionskrankheiten übersiedelt; er hatte unter seiner vollen Anerkennung über die Abschwächung des Milzbrandvirus und über die Wirkungen des Blutserums mit Diphtherie-, bezw. mit Tetanusbazillen behandelter Versuchstiere gearbeitet. Jedoch schon während der Cholerabekämpfung im Jahre 1892 und besonders auf dem Gebiete der Tuberkuloseforschung gingen ihre Wege auseinander. **Koch** lehrte, daß sich der Mensch in jedem Lebensalter mit Tuberkulose infizieren könnte; **Behring** vertrat die Anschauung, daß dies, wenn nicht ausschließlich, so doch hauptsächlich in der frühesten Kindheit erfolgte. **Koch** unterschied mit Nachdruck den Typus bovinus vom Typus humanus und erklärte die Milch perlsüchtiger Kühe für harmlos für den Menschen. **Behring** dagegen legte dieser Milch eine ganz besonders große Bedeutung für die Entstehung der Tuberkulose des Menschen bei. Als **Behring** nun gar sein „Bovovaccin" zur Patentierung anmeldete, zog sich **Koch** endgültig von ihm zurück. **Althoffs** wiederholte Bemühungen, diesen Gegensatz auszugleichen, hatten keinen Erfolg. **Koch** wollte von **Behring** nichts mehr wissen, was Beider Freunde sehr beklagten.

Robert Koch war ein großer, ja einer der bedeutendsten Männer seiner Zeit, genial in der Erfassung wissenschaftlicher und praktischer Probleme und unermüdlich in seiner zielbewußten Arbeit; er war aber auch groß in seiner Liebe und in seinem Haß, eine wahrhaft problematische Natur. Das erklärt es wohl, daß er neben so zahlreichen begeisterten Freunden und Verehrern, die bis an sein Ende an ihm hingen, auch Gegner gehabt hat. Wer sich jedoch die Mühe gegeben hat, ihn genau kennen und verstehen zu lernen, gehörte zu seinen Gegnern nicht. Von seinen Fakultätskollegen haben namentlich Ernst von Bergmann, Wilhelm von Waldeyer-Hartz und Bernhard Fränkel treu zu ihm gehalten.

Nach so vielen erfolgreichen wissenschaftlichen Reisen hatte Koch den Wunsch, sich auf einer **Vergnügungsreise um die Welt** zu erholen und bei dieser Gelegenheit seine Geschwister in Amerika zu besuchen. Er wollte auch die Stätten wiedersehen, wo er seine ersten grundlegenden Seuchenforschungen gemacht hatte: Ägypten (Cholera) und Vorderindien (Cholera und Pest). Am 30. März 1908 reiste er mit seiner Gattin nach New-York, wo er am 7. April eintraf und wo am 11. April die Deutsche Medizinische Gesellschaft ein Festbankett zu seinen Ehren veranstaltete. Am 12. April reiste er ab nach Chicago, wo er seine Angehörigen besuchte, und von dort über Grand-Cannon und Los Angeles nach San Francisco. Nach einem 14 tägigen Aufenthalt auf Honolulu reiste er nach Yokohama. Im Juli wurde er in Tokio von seinem Schüler Kitasato und von der japanischen Ärzteschaft feierlich empfangen, auch dem Mikado vorgestellt. Im August erreichte ihn ein telegraphisches Ersuchen des Deutschen Reichsamts des Innern, an dem im September in Washington stattfindenden Internationalen Tuberkulosekongreß als Führer der deutschen Besucher teilzunehmen. Schweren Herzens gab er die Fortsetzung seiner Weltreise auf und kehrte über

Kanada nach den Vereinigten Staaten zurück. Er nahm an der Eröffnungssitzung am 28. September 1908 teil, in der er zum Ehrenpräsidenten gewählt wurde, und hielt einen Vortrag über „das Verhältnis zwischen Menschen- und Rindertuberkulose", der in der „Berliner Klinischen Wochenschrift" 1908, Nr. 44 erschien. Er stellte darin als Ergebnis der über diese Frage angestellten Untersuchungen folgende Sätze auf:

„Die Tuberkelbazillen des humanen Typus sind dadurch charakteristisch, daß sie schnell und reichlich in einer dicken Schicht auf Glycerinlager wachsen. Sie sind virulent für Meerschweinchen, wenig virulent für Kaninchen und fast avirulent für Rinder.

Die Tuberkelbazillen des bovinen Typus wachsen dagegen sehr langsam und in einer dünnen Schicht auf Glycerinserum; sie sind von gleichmäßig hoher Virulenz für Meerschweinchen, Kaninchen und Rinder.

Nach meiner Kenntnis sind Tuberkelbazillen des humanen Typus niemals bei Rindern nachgewiesen worden.

Die Tuberkelbazillen des bovinen Typus können dagegen beim Menschen vorkommen. Sie sind in den Zervikaldrüsen und am Verdauungstractus gefunden worden. Aber mit wenigen Ausnahmen sind diese Bazillen wenig virulent für Menschen und bleiben lokalisiert. Die wenigen bekannt gewordenen Fälle, in denen Rindertuberkulose eine allgemeine und tödlich verlaufende Tuberkulose beim Menschen verursacht haben soll, scheinen mir nicht zweifelsfrei.

Es bedarf wohl keiner weiteren Begründung, wenn ich sage, daß diese Ergebnisse die Bestätigung für die Behauptungen liefern, welche ich auf dem Londoner Kongreß gemacht habe."

An Kochs Vortrag schloß sich eine eingehende Erörterung an, bestimmte Beschlüsse wurden jedoch nicht gefaßt. Am 22. Oktober 1908 traf Koch wieder in Berlin ein.

Seine letzten Arbeiten betrafen wieder die **Tuberkulose.** In einem Vortrage in der Sitzung der Akademie der

Wissenschaften am 7. April 1910 legte er die Anschauungen dar, die er durch seine nun 28 Jahre lang betriebenen Studien über die „Epidemiologie der Tuberkulose" gewonnen hatte, und wies namentlich auf die Bedeutung einer sorgfältig ausgeführten Mortalitätsstatistik, auf die Notwendigkeit der Fürsorge für die einzelnen Phthisiker und einer geregelten Wohnungspflege hin.

Einen kurzen und in seiner Bescheidenheit fast rührenden Rückblick auf sein Lebenswerk gab Robert Koch in seiner „Antrittsrede in der Akademie der Wissenschaften", die er aus äußeren Gründen erst am 1. Juli 1909, also kaum ein Jahr vor seinem Tode gehalten hat. Zwei Sätze aus diesem Vortrage sind besonders bemerkenswert. Bezüglich seiner wissenschaftlichen Laufbahn erwähnte er, „daß ich auf der Universität keine unmittelbare Anregung für meine spätere wissenschaftliche Richtung empfangen habe, einfach aus dem Grunde, weil es damals noch keine Bakteriologie gab". Über die von ihm ersonnenen Untersuchungsmethoden sagte er: „Diese neuen Methoden haben sich so hilfreich und nützlich für eine große Anzahl von Aufgaben erwiesen, daß man sie geradezu als den Schlüssel für die weitere Erforschung der Mikroorganismen, wenigstens soweit medizinische Fragen in Betracht kommen, bezeichnen kann."

Die Folgezeit hat die Berechtigung dieser Äußerung bewiesen.

VII. Ende.

In seinem Briefe vom 3. Oktober 1903, in dem mich Koch gebeten hatte, seine Verabschiedung in die Wege zu leiten, schrieb er: „Ich bin auch schon seit Jahren fest entschlossen, mit Abschluß des 60. Lebensjahres um meinen Abschied zu bitten, und glaube umso eher auf eine Zustimmung rechnen zu können, als ich vielleicht mehr als andere einige Jahre der Ruhe nach meinem Leben voll angestrengter Tätigkeit verdient habe. Ich glaube auch, daß meine Gesundheit schon recht weit verbraucht ist, und daß meine Pensionierung nicht als ein Akt der Gnade, sondern als ein solcher der Gerechtigkeit anzusehen ist." Während seines Aufenthalts in Afrika war er einmal, wie seine Begleiter mir erzählten, nicht unbedenklich erkrankt, hatte sich aber schnell wieder erholt und erfreute sich später anscheinend guter Gesundheit. Sein Haar war gelichtet, sein Bart ergraut, sein Nacken leicht gekrümmt, aber sein Gang war aufrecht, und er ertrug körperliche und geistige Anstrengungen, ohne zu ermüden. Am 17. Februar 1910 nahm er in voller Frische an einem Festessen teil, zu dem wir Gaffky anläßlich seines 60. Geburtstages eingeladen hatten, und feierte ihn in einer herzlichen Tischrede. Am 4. April 1910 hielt er noch in der Akademie der Wissenschaften einen Vortrag.

Am Abend des 9. April 1910 bekam er, nachdem er tagsüber eifrig im Institut für Infektionskrankheiten gearbeitet hatte, einen schweren Anfall von Angina pectoris, den die herbeigerufenen Professoren Brieger und F. Kraus als sehr ernst erkannten, und der sich nach vierzehn Tagen in milderer Form wiederholte. Koch erholte sich nur langsam und magerte stark ab. Mitte Mai besuchte er mit großer Anstrengung seine Tochter, die ebenso wie er selbst das Gefühl hatte, daß sie ihn zum letzten Male gesehen hätte. Ich fand ihn einige Tage später in wenig hoffnungsvoller Stimmung.

Am 21. Mai 1910 reiste er mit seiner Gattin und Stabsarzt Möllers nach Baden-Baden, um in dem Sanatorium der Ärzte Dr. Frey und Dr. Dengler Genesung zu suchen, und erholte sich dort von Tag zu Tag. Am 27. wollte er auf Wunsch seiner Gattin an der gemeinsamen Tafel teilnehmen. Er hatte sich dazu mit Hilfe der Zofe seiner Gattin angekleidet und dann an die offene Balkontür gesetzt, um den schönen Abend zu genießen, als Dengler, der auf der Veranda vor Kochs Tür vorüberging, ihn mit niederhängendem Kopfe zusammengesunken sitzen sah und feststellte, daß eine Herzlähmung seinem Leben ein Ende gemacht hatte.

Auf die Nachricht von seinem Tode eilten sein Schwiegersohn Pfuhl und Gaffky nach Baden-Baden. Nach einer Trauerfeier im engsten Kreise wurde die Leiche am 30. Mai auf Wunsch des Entschlafenen eingeäschert. Die Asche wurde nach Berlin übergeführt und mit Genehmigung des Kultusministers Dr. v. Trott zu Solz im Institut für Infektionskrankheiten beigesetzt. Ein Laboratorium im Erdgeschoß wurde von Kochs Schülern unter Leitung Gaffkys in ein Mausoleum umgewandelt. Die von der Tochter gestiftete Urne mit der Asche wurde in einer Nische in der Schmalwand des Raumes aufgestellt und die Nische mit einer Marmorplatte verschlossen, die ein vom Bildhauer Prof. Schmarje geschaffenes Medaillonbild des Heimgegangenen trägt. Die Wände wurden mit Platten aus gelblichem geäderten Marmor bekleidet, und an der der Urne gegenüber befindlichen Schmalseite ein Verzeichnis von Kochs Hauptentdeckungen in vergoldeten Buchstaben in den Marmor eingegraben. Der Raum erhielt Deckenbeleuchtung und macht in seiner vornehmen Schlichtheit einen feierlichen Eindruck. Im Vorraume wurden in einem Schrank Kochs Zeugnisse und Diplome sowie das Goldene Buch der Robert Koch-Stiftung aufbewahrt. Oberhalb des Schrankes ist an der Wand eine Marmortafel mit einem vom Institut Pasteur zu Paris gestifteten vergoldeten Lorbeerzweig befestigt. Über der Eingangstür, an der Innenwand, hängt der Kranz, den die Großherzogin Luise von Baden zu Kochs Leichenfeier gesandt hat. Alljährlich an Kochs Geburts- und Todestage versammeln sich im Mausoleum die Mitglieder und Freunde des Instituts zu einer schlichten Gedächtnisfeier.

Die Nachricht von Kochs unerwartetem Ableben hatte sich wie ein Lauffeuer durch die ganze Welt verbreitet und überall schmerzlichste Teilnahme geweckt. Beileidskundgebungen trafen von allen Seiten bei den Angehörigen und im Institut für Infektionskrankheiten ein. Die Universitäten, Institute, Akademien und Vereine, die den Entschlafenen zu den Ihrigen gezählt hatten, gedachten seiner in feierlichen Veranstaltungen.

Der „Kladderadatsch" brachte aus der Feder von Paul Warncke nachstehenden stimmungsvollen Nachruf:

Robert Koch †

Er hat mit seines Geistes Fackel tief
Ins dunkle Todestal hineingeleuchtet.
Aufsprang das Tor, als er sein „Sesam" rief,
Und Augen wurden hell, die leidbefeuchtet.
Im Leben fand er Tod, im Tode Leben,
Und unermüdlich vorwärts drang sein Streben.

Zu frühe rief ihn ab ein jäh Gebot.
Warum so früh? — —
Ihn fürchtete der Tod!

Am 11. Dezember 1910 versammelten sich seine Berliner Freunde und Verehrer in der neuen Aula der Universität zu einer Gedächtnisfeier, bei der Georg Gaffky die Festrede hielt.

Der Kaiser ehrte den Entschlafenen durch die Verfügung, daß die Stätte seiner Wirksamkeit fortan die Bezeichnung Institut für Infektionskrankheiten „Robert Koch" zu führen hätte.

Am 27. Mai 1916 wurde auf dem Luisenplatz zu Berlin, gegenüber dem Kaiserin Friedrich-Hause, in Gegenwart der **Frau Kronprinzessin Cäcilie**, sowie der Gattin und der Tochter des Entschlafenen ein von Prof. **Tuaillon** geschaffenes **Marmordenkmal Robert Kochs** enthüllt. Es ist eins der schönsten Denkmäler der Hauptstadt und steht am Nordende der Straße, in der **Robert Koch** dreißig Jahre vor seinem Tode als Regierungsrat im Kaiserlichen Gesundheitsamte seine glänzende wissenschaftliche Laufbahn begann.

Er ist zur Unsterblichkeit eingegangen.

INHALT

Seite

Vorwort . . . . 5—6

I. Jugend, Lehr- und Wanderjahre . . . . 7—13

Herkunft und Familie. — Schuljahre. — Universitätsstudium. — Promotion und Staatsprüfung. — Praktischer Arzt in Langenhagen, Niemegk und Rakwitz. — Physikatsexamen.

II. Kreisphysikus in Wollstein . . . . 14—25

Grundlegende Forschungen: Untersuchungsmethoden. — Milzbrand. — Wundinfektionskrankheiten. — Rekurrens. — Privatleben.

III. Im Kaiserlichen Gesundheitsamt . . . . 25—38

Dienstliche Aufgaben. — Wissenschaftliche Arbeiten. — Ausbau der Untersuchungsmethoden. — Desinfektion. — Typhus. — Tuberkulose. — Cholera. — Hygieneausstellung von 1884.

IV. Professor der Hygiene an der Universität . . . . 38—46

Förderung der wissenschaftlichen Hygiene. — Heilmittel gegen Tuberkulose. — Ehescheidung und Wiederverheiratung.

V. Direktor des Instituts für Infektionskrankheiten . . . . . . 46—64

Tuberkulose. — Lepra. — Wut. — Tropenkrankheiten: Malaria, Pest, Tropische Tierseuchen. — Typhus.

VI. Im Ruhestande . . . . 65—80

Wissenschaftliche Reisen. — Tsetsekrankheit und Texasfieber — Afrikanische Rekurrens. — Schlafkrankheit. — Robert Koch-Stiftung. — Reise um die Welt. — Tuberkulosekongreß in Washington.

VII. Ende . . . . 80—84

Krankheit und Tod. — Institut für Infektionskrankheiten „Robert Koch". — Koch-Denkmal.

Verlag Julius Springer in Wien.

MEISTER DER HEILKUNDE

Herausgegeben von Dr. **Max Neuburger**

o. ö. Professor an der Universität Wien.

RUDOLF VIRCHOW
von
Geh. Med.-Rat Prof. Dr. Carl Posner, Berlin

PAUL EHRLICH
von
Professor Dr. Adolf Lazarus, Berlin

EMIL DU BOIS-REYMOND
von
Professor Dr. Heinrich Boruttau, Berlin

THEODOR BILLROTH
von
Hofrat Dr. Robert Gersuny, Wien

ROBERT KOCH
von
Min.-Dir. Prof. Dr. Martin Kirchner, Berlin

Hermann Nothnagel. Leben und Wirken eines deutschen Klinikers. Von Professor Dr. **Max Neuburger**, Wien. Mit 3 Bildern und 1 Faksimile. 1922.
K 120.000·—

Die Wiener medizinische Schule im Vormärz. Von Professor Dr. **Max Neuburger**, Wien. Mit 6 Bildnissen. 1921.
K 45.000·—, gebunden K 60.000·—.

Verlag von Julius Springer in Berlin W 9.

Robert Koch. Biographische Studie. Von Stabsarzt Dr. **Karl Wezel.** Mit Porträt und 5 Textfiguren. 1912. (Bibliothek v. Coler v. Schjerning, Band XXXVI.)
0·85 Dollar.

Ärzte-Memoiren aus vier Jahrhunderten. Herausgegeben von Dr. med. **Erich Ebstein,** Leipzig. Mit 24 Bildnissen und Bibliographie. 1923.
Gebunden 2·40 Dollar.

Ärzte-Briefe aus vier Jahrhunderten. Mit Bildern und Schriftproben. Von Dr. med. **Erich Ebstein,** Leipzig. 1920.
1·30 Dollar; geb. 1·70 Dollar.

Deutsche Irrenärzte. Einzelbilder ihres Lebens u. Wirkens. Herausgegeben mit Unterstützung der Deutschen Forschungsanstalt für Psychiatrie in München, sowie zahlreicher Mitarbeiter von Professor Dr. **Theodor Kirchhoff** in Schleswig. Erster Band. Mit 44 Bildnissen. 1921.
Gebunden 2·15 Dollar.
Zweiter Band. Mit 62 Bildnissen. Erscheint im März 1924.

Die Geschichte der Kinderheilkunde. Von Dr. **Johann v. Bókay,** Universitätsprofessor. Aus Anlass des 80jährigen Bestehens des Budapester Stefanie-Kinderspitals, vorm. Pester Armenkinderspital, und zur 100. Geburtstagswende Johann Bokais sen. Mit 99 Abbildungen. 1922.
1·50 Dollar.

Zur hundertjährigen Geschichte der chirurgischen Universitätsklinik zu Königsberg i. Pr. Von Prof. Dr. **Martin Kirschner,** Direktor der Klinik. Mit 37 Textabbildungen, darunter 3 Bauplänen. 1922.
0·60 Dollar.

Die ersten 25 Jahre der Deutschen Gesellschaft für Chirurgie. Ein Beitrag zur Geschichte der Chirurgie. Von **Friedrich Trendelenburg.** Mit 3 Bildnissen. 1923.
Gebunden 2·90 Dollar.

Die Gifte in der Weltgeschichte. Toxikologische, allgemeinverständliche Untersuchungen der historischen Quellen. Von Prof. Dr. **L. Lewin.** 1920.
5 Dollar; geb. 5·75 Dollar.

MIX
Papier aus verantwortungsvollen Quellen
Paper from responsible sources
FSC® C105338

If you have any concerns about our products,
you can contact us on
ProductSafety@springernature.com

In case Publisher is established outside the EU,
the EU authorized representative is:
**Springer Nature Customer Service Center GmbH
Europaplatz 3, 69115 Heidelberg, Germany**

Printed by Libri Plureos GmbH
in Hamburg, Germany